U0929194

住院医师规范化培训100问

ZHUYUAN YISHI GUIFANHUA PEIXUN 100 WEN

主编　徐宏伟

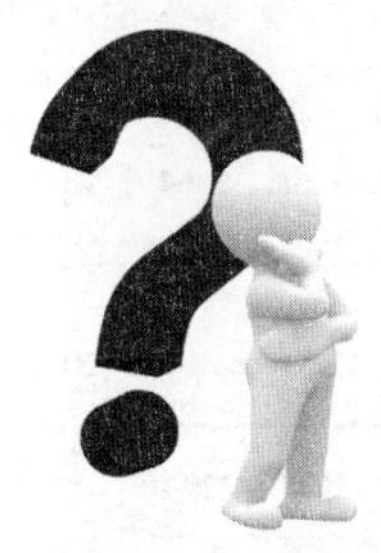

郑州大学出版社
郑州

图书在版编目(CIP)数据

住院医师规范化培训100问/徐宏伟主编. —郑州:郑州大学出版社,2017.5

ISBN 978-7-5645-4229-0

Ⅰ.①住… Ⅱ.①徐… Ⅲ.①医师-岗位培训-问题解答 Ⅳ.①R192.3-44

中国版本图书馆CIP数据核字(2017)第076039号

郑州大学出版社出版发行
郑州市大学路40号　　邮政编码:450052
出版人:张功员　　发行电话:0371-66912975
全国新华书店经销
郑州市龙洋印务有限公司印制
开本:890 mm×1 240 mm　1/64
印张:4
字数:117千字
版次:2017年5月第1版　　印次:2017年5月第1次印刷

书号:ISBN 978-7-5645-4229-0　　定价:19.80元

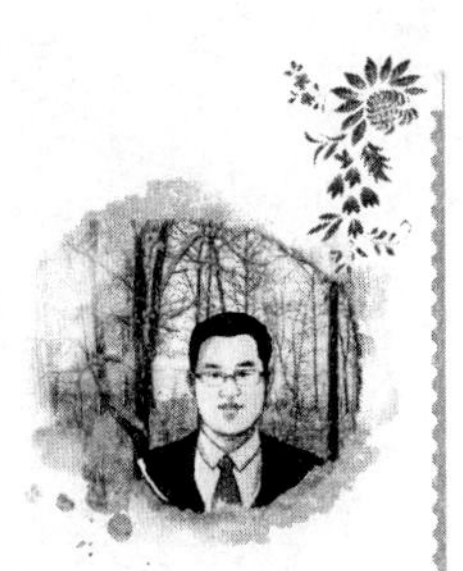

主编简介

徐宏伟，现任职于河南省卫生计生委。2010年参编《河南60年》、《河南卫生志》、《河南卫生年鉴》等；近年来在《健康报》、《南方周末》、《中国中医药报》、《中国卫生人才》等媒体发表医学教育类文章150余篇；2013年在国家卫生计生委借调工作期间，参与国务院7部门《关于建立住院医师规范化培训制度的指导意见》及相关配套文件的调研、起草等工作；2014年被中国医师协会聘为全国住院医师规范化培训管理专家委员会成员；中国卫生法学会会员。

编写委员会名单

项闱风　肖志辉　辛　昕　邢　光　徐　敏
徐亚辉　闫新明　杨凤鸣　袁俊杰　于贺娟
余晓慧　袁玉莲　詹　歌　詹华刚　张　笛
张　媛　张海涛　张虹妍　张焕云　张江伟
张三强　张艳芳　张　阳　张智勇　张仲宁
赵改风　赵广志　赵华山　赵　凯　赵占正
朱泓玥　朱丽美　朱瑞鹏　朱晓璇　朱　莺
庄　葛

统稿:徐宏伟;校对:陈毅锋　黄娇娇

内容提要

住院医师规范化培训(简称“住培”)是临床医学生毕业后教育的重要内容,是医学毕业生成长为合格医生的必由之路。2014年,我国在中央财政及各地方财政的大力支持下,全面推进住培工作。目前,全国住培制度顶层设计基本完成,基地体系基本构建,师资队伍建设进一步加强,日常教学活动及过程管理日益严格规范,培养同质化临床医师的目标正在变为现实!本书依据国家已出台的有关政策性文件,参照国内外住培工作实践探索经验和做法,我们组织编写了这本小册子,内容涵盖住培政策、基地管理、制度建设、师资培训、教学方法、考试考核、培训评估、宣传等方面,以期对住培日常工作中最常见的问题,给予解释说明。本书推荐读者对象为临床专业医学生、医学毕业生、住院医师、专科医师、住培管理者、带教老师等。因为在住培工作整体推进过程中，我们发现上述群体，或多或少，存在这样那样的疑问和困惑，答疑解惑，是我们编写此书的初衷。但由于编者能力水平有限，有些观点尚属一家之言，有些条款解释得可能还不够准确、严谨，敬请国内同行批评指正。希望这本小册子能够起到抛砖引玉的作用，和大家一起共同研究解决当前住培工作的突出问题，达到促进住培事业健康可持续发展的目的。

目录

1. 什么是住院医师? …………………………… 1
2. 什么是住院医师规范化培训? …………… 1
3. 简述我国住院医师规范化培训发展历程。 ………………………………… 4
4. 住院医师规范化培训对医院的作用是什么? ………………………………………… 5
5. 目前我国开展住培工作的指导性纲领文件是什么? ………………………………… 8
6. 我国住培制度的指导思想、基本原则和工作进程是什么? …………………… 9
7. 住培工作制度建设如何建立和完善? …… 10
8. 省级卫生计生行政部门成立的住培专家委员会及各专业技术指导委员会职责是什么? ……………………………………… 10
9. 住培工作领导机构如何建设?住培基地应建立哪些教学组织? ………………… 11
10. 持外省住培合格证的临床医生到河南省医疗卫生机构工作是否还需要参加住培?

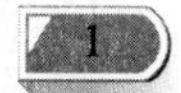

…………………………………………… 12
11. 何为住培“老办法”,如何规定的,与新住培办法有何区别? ……………………… 13
12. 新的住院医师规范化培训合格证书的编号规则是什么? ……………………… 15
13. 参加住院医师规范化培训的条件是什么? ……………………………… 18
14. 什么是住培基地? 什么是协同基地? 什么是专业基地? 如何成为住培基地? …………………………………………… 18
15. 省级层面如何做好住培工作? ……………… 20
16. 基地医院层面如何做好住培工作? ………… 23
17. 基地医院如何制订住院医师的培训计划? ……………………………… 24
18. 基地医院如何建立与住院医师的沟通、交流及反馈机制? ………………………… 25
19. 基地医院可为住院医师提供哪些教学资源和平台? ……………………………… 25
20. 基地医院经费管理如何要求? ……………… 26
21. 如何保障不同类型住院医师同工同酬? ……………………………… 26
22. 专业基地科室如何做好住培工作? ………… 27

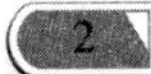

23. 专业基地负责人、教学主任、教学秘书、
带教老师的岗位职责分别是什么？ ········· 28
24. 专业基地住培教研室如何建设，它承担的
主要职责是什么？ ································ 30
25. 住院医师规范化培训期间待遇如何？ ······ 31
26. 住院医师与基地医院（用人单位）签订
培训协议的主要内容有哪些？ ············· 31
27. 住院医师参加医师资格考试及注册问题
是如何规定的？ ·································· 32
28. 住院医师培训期间的婚产假
如何规定？ ·· 33
29. 住院医师培训期间的合法权益
如何保障？ ·· 33
30. 如何做好住院医师的日常管理？
如何做好住院医师党团工作？ ·············· 33
31. 如何做好住培教学的档案工作？ ··········· 35
32. 如何组织住培工作的督导评估？ ··········· 38
33. 现阶段基地医院住培工作的重点
是什么？ ··· 39
34. 现阶段住培基地如何进一步深化住培
内涵建设？ ·· 43
35. 什么是导师制？ 什么是双导师制？ ········ 47

36. 如何利用信息化平台强化住培
管理及教学？ …………………………… 48
37. 为什么对住院医师要实行淘汰制度？…… 50
38. 如何打造一支高素质的住培管理
干部队伍？ ………………………………… 50
39. 何为“X 型”住培带教模式？
如何推广？ ………………………………… 52
40. 如何选择和开发住培教材？ …………… 54
41. 如何组织住院医师的技能竞赛？ ……… 56
42. 如何推动住培基地医学技能实训中心
标准化建设？ ……………………………… 58
43. 如何整合培训基地教学资源保障住培
教学条件？ ………………………………… 63
44. 住培开班典礼如何开？ ………………… 66
45. 如何开展住院医师的入院教育？ ……… 68
46. 住院医师培训的主要内容是什么？ …… 68
47. 住院医师日常的培训形式主要
有哪些？ …………………………………… 69
48. 为什么要加强住院医师的人文教学？…… 69
49. 培养住院医师岗位胜任力包括哪些
主要内容？ ………………………………… 71
50. 什么是 PBL 教学法、TBL 教学法、

CBL 教学法？ ………………………………… 73
51. 针对住院医师床边教学的
方法和技巧？ ………………………………… 75
52. 住培带教老师如何带领住院医师
进行教学查房？ ……………………………… 78
53. 如何指导住院医师正确、规范
书写病历？ …………………………………… 84
54. 如何规范化书写 SOAP？ ………………… 86
55. 如何运用 LAP 评价住院医师的
独立门诊能力？ ……………………………… 96
56. 规范化培训期间住院医师工作任务
有要求吗？ ………………………………… 102
57. 如何保障不同培训对象的
培训公平性？ ……………………………… 103
58. 基地医院如何对住院医师
进行过程考核？ …………………………… 103
59. 住院医师规范化培训期间需要
参加哪些考试？ …………………………… 104
60. 如何组织好住院医师过程考试考核？ … 105
61. 住院医师规范化培训结业考核的
主要形式是什么？ ………………………… 107
62. 如何发挥 SP 在住培教学及考核中的

作用？ …………………………………… 109
63. 如何对住院医师进行日常培训评估？ … 117
64. 如何加强住培师资建设？ ……………… 125
65. 什么是教学反思？ …………………… 126
66. 如何发挥住院医师自身积极性、主动性，
提高住培效果？ ……………………… 127
67. 住院医师培训期间可以申请变更
基地和专业吗？ ……………………… 128
68. 住院医师如何安排和有效管理
自己的时间？ ………………………… 129
69. 如何帮助住院医师缓解心理压力？ …… 132
70. 住院医师是否需要发展和锻炼科学
研究能力？ …………………………… 133
71. 为什么要对住院医师始终强调
“三基三严”？ ……………………… 137
72. 为什么要强调住院医师要多
向病人学习？ ………………………… 140
73. 如何培训住院医师的团队合作意识？ … 141
74. 如何帮助住院医师树立大健康观念，
提高健康教育能力及科普意识？ ……… 142
75. 住院医师如何从合格走向卓越？ ……… 142
76. 什么是总住院医师制度？ …………… 154

77. 在读专业型研究生如何参加住院
医师培训？ …………………………… 156
78. 什么是全科医生？什么是助理
全科医生？ …………………………… 157
79. 如何成为全科医生？ ……………… 167
80. 如何晋升全科专业相关职称？ ……… 168
81. 全科医师规范化培训内容和
标准是什么？ ………………………… 169
82. 全科医师规范化培训基地基本条件和
要求是什么？ ………………………… 172
83. 三级综合医院如何发展全科医学科？ … 177
84. 全科医生与家庭医生的区别与联系？
全科医生与专科医生的区别是什么？ … 188
85. 全科主体基地与基层实践基地如何
一体化开展全科教学？ ………………… 189
86. 什么是连续性照顾门诊？ …………… 190
87. 全科医生团队如何组建？ …………… 192
88. 如何坚持中西医并重构建有中国特色的
全科医生制度？ ……………………… 194
89. 什么是农村订单定向医学生？他们毕业
后需要参加住院医师规范化培训吗？ … 209
90. 什么是专科医生培训？ ……………… 210

91. 如何做好中医住培？ ………………… 215
92. 何谓急需紧缺的卫生专业？如何通过住院医师招录培训平衡优化临床专业布局？ ………………………… 217
93. 可以吸引社会资金用于住院医师规范化培训吗？ ……………………… 219
94. 如何发挥退休医学专家教授在住培中的作用？ ………………………… 219
95. 医学院校教育如何与毕业后教育做好衔接？ ………………………… 220
96. 如何推进住培工作整体均衡化开展？ … 221
97. 请简述国外住培工作发展及主要发达国家住培工作经验？ ………………… 223
98. 国内住培工作有哪些行之有效的工作经验？ ……………………… 230
99. 如何做好住培宣传工作？ ……………… 232
100. 住培事业在国内的发展前景怎样？…… 233

1. 什么是住院医师？

住院医师是医生职称的一种，在主治医师之下，是初级职称，业内称为“住院医”。其主要完成的基本医疗工作包括收治病人，记录病程，在主治医师的指导下开医嘱，进行临床操作等，是对病人进行全程诊治的一线医生，但需接受主治医的指导和监督。一百多年前英美等国家的医疗制度要求初级医生24小时住在医院，所以称之为住院医师。业内也有将获得主治医师之前的医生称为住院医师，但在住院医师规范化培训的这一制度框架内，医学毕业生从走进住院医师培训基地（本书简称住培基地）到完成3年规范化培训为主要内容的这一阶段被称为住院医师。

2. 什么是住院医师规范化培训？

所谓住院医师规范化培训，是指高等院校医学类专业毕业生走出校门后，在政府认定的培训基地医院以住院医师身份接受的系统化、规范化培训，着重培养临床诊疗能力，本书简称住培。建立住院医师规范化培训制度可以为城市大医院和基层医疗卫生机构培养大批同质化的合格临床医师,有利于分级诊疗制度的建立,能够有效地缓解大医院始终处于“战时状态”的现状,为群众提供更好的均等化医疗卫生服务。住院医师规范培训是医学生毕业后教育的重要组成部分,是国际医学教育的普遍做法,对于培养同质化的合格临床医生,提高医疗质量极为重要,以住培为主要内容之一的毕业后教育具有医学终生教育的承前(医学院校基本教育)启后(继续医学教育)的重要地位,核心目标是帮助医学毕业生尽快完成向合格临床医生转变。

国际医学教育一般划分为三个阶段,即院校医学教育、毕业后医学教育、继续医学教育(或称为终身职业教育)。而住院医师规范化培训属于毕业后医学教育的一部分,与专科医师培训,共同构成毕业后医学教育。(如下图)

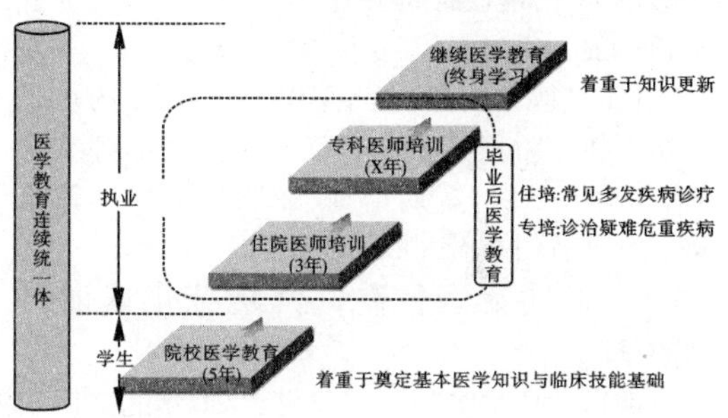

附:名词解释

【院校医学教育】指临床专业医学生在校学习阶段,这一时期,着重奠定基本医学知识与临床技能基础的教育,受教育者的身份为学生。

【医师培训教育】指医学生毕业后接受的系统化、规范化的教育,主要包括执业阶段参加的住院医师规范化培训(培训内容主要包括医德医风、临床实践技能、专业理论知识、政策法规、人际沟通交流等,培训时间一般为3年)和专科医师培训(参加本专科的临床实践能力培训为主,同时接受相关科室的轮转培训和有关临床科研与教学训练，培训时间一般为2～4年）。受训者身份一般为住院医师、专科医师或研究生。

【继续医学教育】是指医疗卫生行业的在职人员在执业阶段接受着重于知识更新的各类教育，如学术会议、短期培训、在职学历提升教育等。受训者的身份一般为职业人。

3. 简述我国住院医师规范化培训发展历程。

我国的住院医师培训起自1921年北京协和医院的“24小时住院医师负责制和总住院医师制度”。新中国成立后特别是改革开放以来，各级卫生行政部门和医疗卫生机构对住院医师培训工作进行了长期探索，1993年卫生部印发了《临床住院医师规范化培训试行办法》，2006年在全国扩大了试点。2009年，中共中央国务院颁布《关于深化医药卫生体制改革的意见》，明确要求“建立住院医师规范化培训制度”，我国住院医师规范化培训制度建设驶入“快车道”。2013年12月，国家卫生计生委等7部委联合印发《关于建立住院医师规范化培训制度的指导意见》（国卫科教发〔2013〕56号，以下简称《指导意见》）。以此为标志，我国住院医师规范化培训工作进入新的历史阶段，实现了近百年来探索建立住院医师规范化培训制度由量变到质变的重大突破。《指导意见》提出，要紧密结合我国经济社会发展要求，按照深化医药卫生体制改革的总体部署，从制度建设入手，完善政策，健全体系，严格管理，建立健全住院医师规范化培训制度，全面提高我国医师队伍的综合素质和专业水平。要求到2015年，各省（区、市）全面启动住院医师规范化培训工作；到2020年，基本建立住院医师规范化培训制度，所有新进医疗岗位的本科及以上学历临床医师均应接受住院医师规范化培训。自2014年始，中央财政建立了经常性补助机制，按每名住院医师每年3万元的标准拨付各省，因此2014年被誉为中国住培元年。

4. 住院医师规范化培训对医院的作用是什么？

北京大学第一医院：住院医师规范化培训——兴院之本！2016年8月26日~28日，由中国医师协会主办的“2016住院医师规范化培训高峰论坛”在京举行，论坛主旨为“聚焦瓶颈、突破难点、提升质量”。时任北京大学第一医院院长刘玉村向国内外专家分享了住院医师规范化培训的“北大经验”。他通过自身成长的经历,声情并茂地讲述了北京大学第一医院住院医师培训的发展历程。在论及住院医师培养与人文素养时,刘院长表示住院医师培养制度除了教大家学问以外,更多的是修炼个人。长期以来,北京大学第一医院住院医师的培养不仅注重“三基三严”功底的规范,而且重视学科交叉和创新能力的培养,并将完善人格和“高尚、高雅、高贵”人文精神的追求也贯穿于培养过程中。

北京协和医院:早在 1921 年建院之初,协和就按照美国医学教育改革的成功典范—约翰·霍普金斯模式,在中国率先建立了严格、规范、与国际接轨的住院医师培训制度。住院医师 24 小时负责制、总住院医师制度、良好的学术氛围以及严格的淘汰制度,使得协和的住院医师保持了极高的成才率,被誉为是“通向医学大师的必由之路”。

四川大学华西医院:开展住院医师规范化培训以来,该院临床人力结构的“倒三角”状态得到扭转。此前,科室初级职称的人少,导致高级职称的人要做低级职称岗位的事。开展住培之后,科室的人力结构日趋合理。这样,高级职称人员就可以有更多的精力来关注学科发展。同时,所有年轻医生在有临床经验的老师带领下进行培训,也能保证医疗质量和安全,降低犯错概率。在国家卫生计生委的国家临床重点专科建设项目中,华西医院 32 个专科进入项目。在复旦大学中国最佳专科声誉和最佳医院排行榜上,该院连续 5 年名列全国第二。——摘自四川大学华西医院副院长万学红相关新闻报道。

美国梅奥诊所:通过教育、研究和临床服务等方面的努力,不断推动医疗的发展。拥有 152 年历史的美国梅奥诊所,如今无论卫生与健康行业内外,都拥有着广泛的知名度。他们开创了医学史上的多个首例:先行首个多学科、整合式、私立医疗诊所;在二战期间创建首个军队试点的抗眩晕单元;因发现可的松(用于治疗感染或过敏的激素药物)而获得 1950 年诺贝尔医学奖;研发可以 1 个小时内检测炭疽的 DNA 测试;坚持医生固定薪酬,以便他们将患者需求放在首位;坚持医疗援助的传统，坚持医疗创新的作风。简而言之，这一切都已经深深植根于梅奥诊所的文化之中。“梅奥诊所起始于谦逊的梦想家，他只是希望通过提供自己的知识来服务于患者，并没有考虑个人的利益和成败。”梅奥诊所的现任首席执行官和院长约翰·诺斯维西医生指出，“尊重、关爱、正直、卓越和创新这些品质依然促使梅奥诊所不断前进，我们也在通过教育、研究和临床服务等方面的努力来推动医疗的发展。”如果离开了医学教育传承及医学科学研究，不可能成就今天的梅奥。

5. 目前我国开展住培工作的指导性纲领文件是什么？

2013年12月31日国家卫生计生委等7部门联合印发《关于建立住院医师规范化培训制度的指导意见》（国卫科教发〔2013〕56号），是目前国内各地开展住培工作的指导性、纲领性文件。住培工作管理者、住培带教老师及住院医师应熟悉掌握指导意见的相关规定及精神内涵。

6. 我国住培制度的指导思想、基本原则和工作进程是什么?

(1)指导思想　深入贯彻落实科学发展观,实施"科教兴国、人才强国"战略,紧密结合我国经济社会发展要求,按照深化医药卫生体制改革的总体部署,立足基本国情,借鉴国际经验,遵循医学教育和医学人才成长规律,从制度建设入手,完善政策,健全体系,严格管理,建立健全住院医师规范化培训制度,全面提高我国医师队伍的综合素质和专业水平。

(2)基本原则　坚持政府主导、部门协同、行业牵头、多方参与,建立健全住院医师规范化培训工作机制。坚持统筹规划、需求导向、稳妥推进、逐步完善,积极开展住院医师规范化培训工作。坚持统一标准、突出实践、规范管理、注重实效,切实提高医师队伍执业素质和实际诊疗能力。

(3)工作进程　到2015年,各省(区、市)全面启动住院医师规范化培训工作;到2020年,基本建立住院医师规范化培训制度,所有新进医疗岗位的本科及以上学历临床医师均接受住院医师规范化培训。

7. 住培工作制度建设如何建立和完善?

国家层面已出台一个指导意见,两个标准(34个专业的基地标准和培训标准),三个管理办法(管理、招收、考核),制度体系基本完备;省级要进一步完善和细化实施意见、综合管理、招录、考核、经费管理、基地管理等相关制度;基地医院要求有涉及住培教学、组织管理、考试考核、院内督导评估、经费使用、师资遴选培训及激励等具体制度;专业基地科室要求进一步细化教学管理全过程的相关制度和条款,确保住培各项要求能够落地。建立制度要求真务实,具有可操作性强。

8. 省级卫生计生行政部门成立的住培专家委员会及各专业技术指导委员会职责是什么?

省级卫生计生行部部门成立的住培专家委员会是在省级卫生计生行政部门的指导下开展工作,具体负责对全省住院医师规范化培训基地建设、制度建设、信息化平台建设等技术指导;参加全省住培工作的督导、检查与评估;研究拟定各专业结业考试考核标准;承担省卫生计生委委托的其他住培相关工作。

各专业技术指导委员会由一家牵头单位总负责,由全省同一专业的住培骨干带教老师若干人共同组成。主要职责是:开展本专业的全省师资培训;参与本专业住培工作督导评估;组建日常及结业考试考核题库;组织开展本专业全省范围的住培教学竞赛、住院医师技能竞赛等活动;对本专业住培教学进行调查研究,提出改进策略等。

9. 住培工作领导机构如何建设? 住培基地应建立哪些教学组织?

省级成立政府层面的住培工作协调领导小组或联席制度,定期研究住培工作,加强领导职能建设。基地医院实行一把手负责制,成立相应领导小组。同时,基地医院也要建立健全教学组织机构(住培教学领导小组,认定各专业基地教学主任、教学秘书,带教导师等,并书面明确其相关职责),住培质量控制机构(如住培教学的院内督导、考评组织及科学、细化的评估指标体系），院内考试考核机构（组建日常出科考核、年度考核及日常评估的考官队伍）。此外，基地医院内的相关专业基地也应成立相应必要的领导组织体系。

10. 持外省住培合格证的临床医生到河南省医疗卫生机构工作是否还需要参加住培？

2020年以前住培工作整体上处于过渡期，临床专业医学毕业生，可根据自己及所在单位情况，自愿选择是否参加住院医师规范化培训。在已认定的培训基地参加住院医师规范化培训，严格按住培相关专业内容和标准进行培训的住院医师，并经所在地省级卫生计生行政部门组织的结业考核合格者，颁发全国通用的住培合格证。在全国统一住培合格证书之前，各省级卫生计生行政部门颁发的住培合格证书（各省份自行颁发的住培合格证书），如何认证？河南目前对医学院校颁发的住培合格证书，一律不认（因为不符合国家政策，高校没有资格自行组织住院医师的结业考核），只接受由各省级卫生计生行政部门颁发的住培合格证。对持外省份住培合格证者，委托所在单位，组织至少3名专业高年资医师，对其临床动手能力进行综合考评。考评方式、方法及结果由用人单位决定；如认为其临床能力达到合格医师水平，写介绍信到省卫生计生委加盖河南省住培合格证书专用章，也可视为我省颁发住培合格证书；如认为该持证人不能达到合格医师水平，我省不予认可其住培合格证，按无住培合格证人员对待。

11. 何为住培“老办法”，如何规定的，与新住培办法有何区别？

原卫生部1993年印发关于实施《临床住院医师规范化培训试行办法》的通知（卫教发〔1993〕第1号），要求自1993年毕业的住院医师开始实施。培训内容包括政治思想、职业道德、临床实践、专业理论知识和外语。业务培训以临床实践为主，理论知识和外语以自学为主。培训时间为4~6年，分两阶段进行。第一阶段：二至三年，进行二级学科培训，轮转参加本学科各主要科室和相关科室的医疗临床工作，进行严格的临床工作基本训练，同时学习有关专业理论知识。第二阶段:二至三年,进一步完成轮转,逐步进行专业培训,深入学习和掌握本专业的临床技能和理论知识,达到能独立处理本学科常见病及某些疑难病症的水平。最后一年应安排一定时间担任总住院医师或相应的组织管理工作。1993年以来,国内很多省份开始探索实施住培制度,但由于缺乏相应政策及财政支撑,住培工作发展极不平衡。以河南为例,逐步将培训制度演变成了五级考试制度。采取以试代训的方式,开展住培教学,忽视了住培过程管理,培训效果不佳。该方式称之为"老办法"。

2014 年国家住培制度正式实施,中央每人每年给予 3 万元资金支持,分 34 个培训专业,进行严格的 33 个月临床轮转,我们称之为"新办法"。按当前政策设计,2014 年 ~ 2020 年为新老办法衔接与过渡时期。过渡期内,逐步加大对住培工作的投入,逐步增加住培基地范围,逐年增加住培招收人数。至 2020 年,老办法结束,新办法全面实施,所有新进临床岗位的医学毕业生均要参加 33 个月的住院医师规范化培训。届时,将实现新老办法之间的无缝衔接。

2020年以前,河南还将继续组织未参加新办法住培的在职人员的老办法考试,按要求报名,并通过全省统一结业考试者,发放河南省住院医师规范化培训合格证(老版)。

12.新的住院医师规范化培训合格证书的编号规则是什么?

(1)规定　根据国家卫生计生委《关于印发住院医师规范化培训管理办法(试行)的通知》(国卫科教发【2014】49号)规定。《住院医师规范化培训合格证书》编号为16位,按照“年份代码(4位)+省(自治区、直辖市)代码(2位)+专业代码(4位)+培训基地代码(3位)+该培训基地该年度结业人员顺序号(3位)”顺序制定,各代码之间留半角。

(2)年份代码　为培训对象通过住院医师规范化培训结业考核的年份。

(3)省(自治区、直辖市)代码　依照中华人民共和国行政代码的前两位编写,分别为:北京11;天津12;河北13;山西14;内蒙古15;辽宁21;吉林22;黑龙江23;上海31;江苏32;浙江33;安徽34;福建35;江西36;山东37;河南41;湖北

42；湖南 43；广东 44；广西 45；海南 46；重庆 50；四川 51；贵州 52；云南 53；西藏 54；陕西 61；甘肃 62；青海 63；宁夏 64；新疆 65。

（4）住院医师规范化培训专业代码　统一设置为 4 位数分别为：内科 0100；儿科 0200；急诊科 0300；皮肤科 0400；精神科 0500；神经内科 0600；全科 0700；康复医学科 0800；外科 0900；外科（神经外科方向）1000；外科（胸心外科方向）1100；外科（泌尿外科方向）1200；外科（整形外科方向）1300；骨科 1400；儿外科 1500；妇产科 1600；眼科 1700；耳鼻咽喉科 1800；麻醉科 1900；临床病理科 2000；检验医学科 2100；放射科 2200；超声医学科 2300；核医学科 2400；放射肿瘤科 2500；医学遗传科 2600；预防医学科 2700；口腔全科 2800；口腔内科 2900；口腔颌面外科 3000；口腔修复科 3100；口腔正畸科 3200；口腔病理科 3300；口腔颌面影像科 3400。中医 3500；中医全科 3600。

（5）培训基地代码及该培训基地该年度结业人员顺序号由各地根据给定的代码位数规范地编写。河南省各住培基地编号为：河南省人民医院 001；郑州大学第一附属医院 002；新乡医学院第一附属医院003;河南科技大学第一附属医院004;河南大学淮河医院005;河南大学第一附属医院006;郑州大学附属中心医院007;开封市中心医院008;新乡市中心医院009;漯河市中心医院010;周口市中心医院011;安阳市人民医院012;洛阳市中心医院013;濮阳市人民医院014;焦作市人民医院015;南阳市中心医院016;濮阳市安阳地区医院017;郑州大学第二附属医院018;郑州大学第三附属医院019;郑州大学第五附属医院020;河南省肿瘤医院021;河南省胸科医院022;河南科技大学二附院023;河南科技大学三附院024;新乡医学院第二附属医院025;新乡医学院第三附属医院026;郑州人民医院027;郑州市第一人民医院028;郑州市第七人民医院029;郑州市儿童医院030;郑州市骨科医院031;郑州市妇幼保健院032;新乡市第一人民医院033;平顶山市第一人民医院034;平顶山第二人民医院035;鹤壁市人民医院036;焦作市第二人民医院037;三门峡市中心医院038;许昌市中心医院039;商丘市第一人民医院040;周口市儿童医院041;南阳医专第一附属医院042;南阳市第

一人民医院043;南阳市第二人民医院044;信阳市中心医院045;驻马店市中心医院046;济源市人民医院047;郑州颐和医院048;濮阳市油田总医院049;南石医院050。

13. 参加住院医师规范化培训的条件是什么?

本科及以上学历的临床专业医学毕业生,或具有执业医师资格的有培训需要的医师也可申请参加住院医师规范化培训。原则上每年招录一批次,一般8月份招收,9月份入基地医院开始接受培训。一个培训周期为3年(33个月),目前分为34个专业类型。住院医师可选择一个专业到基地医院参加培训。专业型博士、硕士,根据其临床能力,可适当缩短培训周期。

14. 什么是住培基地? 什么是协同基地? 什么是专业基地? 如何成为住培基地?

经省级卫生计生行政部门认定推荐,国家卫生计生委确认公布的承担国家住院医师规范化培训任务的医院,是住培基地医院,所承担的相关专业科室称之为专业基地。2014 年,国家卫生计生委印发了住培 34 个专业的基地建设标准,包括专业基地应当具备满足本专业和相关专业培训要求的师资队伍、诊疗规模、病种病例、病床规模、模拟教学设施等培训条件,是各专业基地建设应满足的最低要求和基本条件。为了完成某一专业的轮转需求,不同医院之间可以合作培训住院医师,合作培训的医疗机构或专业科室,称之为协同基地。协同基地需与主体基地签订合作协议,并依据国家标准共同制订针对住院医师的培训计划。

符合国家公布的基地条件的医疗机构均可向当地省级卫生计生部门自愿提出成为住培基地书面申请,省级卫生计生部门接到申请后,依据国家卫生计生委公布的基地标准及有关规定,组织专家现场评估,认为具备住培基地条件,达到了住培相关专业标准的,将积极向国家卫生计生行政部门推荐,经国家卫生计生委认可并发文公布后,进入国家住培基地体系,开展住院医师规范化培训工作,并自觉接受国家、省级及主管部门住培工作监督、评估、指导,优胜劣汰,实行动态化管理。

15. 省级层面如何做好住培工作？

省级卫生计生行政部门对辖区内整体住培工作负主要责任，切实加强辖区内住院医师规范化培训制度及配套措施的制订和实施，做好中长期规划及年度计划、日常督导评估、调查研究、宣传指导等工作。落实对住培基地的监督和管理职责，对住培基地实行动态管理，将住培制度的落实情况纳入本地区医改监测指标，并作为考核评价医疗机构的重要依据。要结合本省经济社会发展规划和卫生事业（健康服务业）发展规划，测算“十三五”期间临床医学人才增量和培养需求，因地制宜制订本省住院医师规范化培训制度推进路径和时间表，构建基于行业发展需求的人才培养供需平衡机制，实现精准培养、订单培养，填补本地区紧缺专业缺口。针对区域性紧缺专业人才，不仅仅从人才培养上下工夫，各地还应深入调研，找准原因，综合施策，尤其要在人才使用方面，通过绩效工资改革及待遇杠杆，寻求突破。

首先，要在思想上重视。包括开发领导层，

让上级领导觉得这个事必须重视。定期向主要领导同志汇报住培工作；逢机会（师资培训、工作会，下基层调研，督导检查等）就宣传国家住培政策，硬件、软件资金投这么多，为了什么？无非是帮助各地培养医疗人才，打造均质化的卫生人才队伍，为事业发展提供人才支撑，所以对医改来说意义也很重大。举办省直辖市主任（局长）培训班，举办各住培基地医院院长培训班，讲清利弊，讲好故事。同时也做好对住培学员的思想教育工作，让他们知道这样做既是政策必需，更是自身成长必需。住培所有的政策和出台的文件目的只有一个，那就是整合方方面面优质教学资源，全力助推住院医师成长！

其次，管理方法上要得力：一是抓住师资培训的牛鼻子，广泛培养会带教的师资。两年来，河南省卫生计生委通过借助北京协和医院、四川大学华西医院平台举办高水平师资培训班。同时，也外请专家来豫举办分专业师资培训班，省卫生计生委直接培训师资 2000 余人。上级虽然很重视，但是不如让基地医院自己重视，充分发挥其积极性、主动性。因此，应着力推动各住培基地各自举办全员性质的住培师资培训。二是鼓励各基地开展丰富多彩的适合住院医师的教学活动。如定期组织开展教学查房,大讲课,小讲课,病例讨论等,这些教学活动是开展住培教学的重要而有效的载体。三是要特别注重开发学员自身学习积极性,要求各住培基地引导组织学员组成自学小组,积极主动利用住培基地平台和优质教学资源不断提升自己。最后,也是最重要的一条,就是学习借鉴中国医师协会行之有效的评估方法,每年全省至少要组织一次严格认真的督导评估活动,发现住培工作中的问题,并及时纠正,限期整改。采取结果导向,奖优罚劣,动态化管理住培基地。

再次,行动上持久。好的制度需要认真坚持,才会有效果!教学工作没有最好,只有更好!发达国家坚持毕业后医学教育制度百余年,走到今天也不能说没有一些问题,而我们的住培工作只是刚刚开始,有些问题也实属正常。但面对问题,不可以不重视,不可以视而不见。开弓没有回头箭,住培工作更不可以浅尝辄止!只有持续深入地抓好住培内涵建设,住院医师才能越来越多地受益。所以,住培工作应长抓不懈,既然决定选择了这样的模式来培养医生,就要在坚持中不断发展它、完善它。

16. 基地医院层面如何做好住培工作?

各住培基地医院主要负责人对本单位住培工作负领导责任,要认真贯彻落实国家住培政策,结合实际,建立健全住培工作相关制度,并认真落实;建立健全住院医师教学领导组织,加强住培教学管理,努力构建确保住培工作实现良性运转的工作机制、教学激励机制、效果评价机制,为加快住院医师成长创造良好条件。尤其要积极鼓励带教医师积极性,利用合理化的绩效杠杆,建立医教研一体化的师资评价机制和激励机制。同时,要不断加大对技能中心、图书馆、学员宿舍等硬件建设投入,持续提升各培训基地教学条件。鼓励各培训基地积极探索社会人招收培养模式,并切实保障不同类型培训对象相对一致的收入水平。基地医院主要负责同志应定期或随时研究住培工作,听取具体负责人的工作汇报,及时解决相关问题,以不断改进住培教学质量，并做好相应记录。

17. 基地医院如何制订住院医师的培训计划？

首先，应以培育岗位胜任力为核心，严格依据国家卫生计生委2014年公布的各相关专业《住院医师规范化培训内容和标准（试行）》分专业安排。培训内容包括医德医风、政策法规、临床实践能力、专业理论知识、人际沟通交流等，重点提高临床规范诊疗能力，同时兼顾教学与科研能力的培养。个别专业，如全科专业因没有安排全科医学科轮转，而不尽合理，可从1年内科的轮转安排中，调整出一定时间用于全科医学科培训。但培训内容和标准规定的相应能力要求不可降低。其次，专业博士、硕士上学期间有临床培训经历的，按规定可适当调整培训时间为1年、2年。这类人员的培训计划制订方法有2种：一是根据其本人能力，按需培训，补其短板；二是按国家计划同比例缩减所需转岗科室的培训时间。培训内容和标准规定的相应能力要求不可降低。再次，培训计划的整体安排，应体现出住院医师分年度能力提升的定位和要求。如第一年重点是基本知识和技能;第二年重点是临床思维及鉴别诊断的能力;第三年重点是独立接诊病人及应对相关专业常见病的能力。

18. 基地医院如何建立与住院医师的沟通、交流及反馈机制?

基地医院应建立与住院医师之间顺畅的沟通反馈机制,通过定期不定期的座谈、建议收集、网络问卷调查、多维度评价等方式,建立管理者、带教与住院医师之间的信息沟通与交流渠道。积极研究解决住院医师培训过程中存在的问题与不足,推动住培工作稳步、健康、可持续发展。根据收集的相关数据,结合日常监督评估,建议各基地医院对住培教学工作出具书面年报、季报或月报。

19. 基地医院可为住院医师提供哪些教学资源和平台?

医院图书馆(室)应拥有一定数量的专业书籍,向住院医师开放。基地医院应按标准建设模拟医学实训中心,向住院医师开放,定期对带教老师进行培训,并充分利用实训教具及相关教学资源对住院医师进行规范教学，全面助其临床能力的提升。基地医院应针对住院医师定期举办大讲课（建议2周1次）、小讲课（建议1周1次）、病例讨论（建议1周1次）及住院医师自学活动提供教学场地。鼓励开发数字化教学资源，打造基于互联网（含手机端）的学习平台，方便住院医师学习。各基地医院应为住院医师提供纸质的完整的培训内容和标准、日常考核手册。日常轮转要有记录（纸质或计算机管理系统）。

20. 基地医院经费管理如何要求？

基地医院收到的中央财政经费及省级财政经费，均应建立财务专账，实行项目管理，专款专用，清晰、明了。对带教老师的补助经费与培训工作量及培训效果挂钩，对住院医师的补助经费应逐月按时发放。

21. 如何保障不同类型住院医师同工同酬？

培训基地医院以本单位在职职工身份参加培训的住院医师，其基本工资（含岗位工资、薪级工资）、绩效工资、津补贴及社会保障由培训基地按职工待遇予以落实，不得使用中央财政专项住培补助资金;非培训基地医院以委托培训身份参加培训的住院医师,其基本工资、津补贴及社会保险由委派单位负责承担,绩效工资由所在培训基地医院运用中央财政、地方补助和基地资金,参照所在培训基地同等条件人员绩效工资水平予以补助;各培训基地面向社会招收的以"社会人"身份参加培训的住院医师,培训基地应补齐与"单位人"基本工资相同的收入,其绩效工资、津补贴及社会保险也由培训基地参照同年资住院医师待遇负责承担。切实保障住院医师培训期间合理收入,保障不同类型住院医师收入水平基本一致,落实同工同酬。各培训基地要结合实际抓紧建立健全中央财政住培专项资金使用与管理的具体办法,进一步明确财政住培专项资金的使用范围、补助方式、使用与拨付程序、监督管理规定等内容,并认真落实。

22. 专业基地科室如何做好住培工作?

专业基地负责人是落实住培政策的具体责任人,全面负责本专业基地在培住院医师的教学工作,进一步强化专业基地在住院医师规范化培训中的主体作用。要高度重视本基地内专业师资队伍建设，严格按照国家各专业基地培训细则要求，制订培训方案，结合培训对象制订有针对性的轮转计划，充分体现循序渐进的能力培养，严格落实培训计划；组织开展专业基地内教学活动，规范带教，严格过程考核，严格控制住院医师培训出口质量关。建立专业基地内师资带教和学员培训的质量评价和激励制约机制，充分调动带教医师和培训对象的积极性。加强对协同专业基地管理，提升其带教水平，整合教学资源，实现一体化、同质化培养。对于培训质量差的专业基地予以限期整改或撤销的同时，给予专业基地负责人、教学主任行政警告甚至撤职等处分。

23. 专业基地负责人、教学主任、教学秘书、带教老师的岗位职责分别是什么？

（1）基地负责人　主任医师，并从事本专业医教研工作不少于15年，负责本专业住培任务的全过程组织管理；成立本专业的住培管理及考核小组，审定住培教学工作中长期规划、分年度计划，并监督实施；对本专业师资定期进行培训；明确认定住培专兼职管理人员，做好培训日常管理;完成医院安排的针对住院医师的统一教学活动;进行教学研究创新,确保培训质量和效果。

(2)教学主任　教学主任在基地医院和专业基地负责人领导下,协助管理全科室住培教学工作的具体责任人,核心职责是保证住培教学工作稳定、有序运行,不断提高管理水平和工作质量。指导教学秘书、带教老师认真做好住培教学工作;定期听取住院医师工作建议,处理和改进住院医师反映教学工作中存在的问题和不足;确保住培政策落地。

(3)教学秘书　协助科主任搞好教学行政及教学管理,教学秘书业务上受科主任及医院教学部门双重领导。教学活动的协调、落实、监督与管理(如制订具体教学计划,落实计划,教学质量评估分析及改进意见等)、协助组织出科考核、年度考核。负责教学档案整理保管。严格住院医师考勤,按规定将违纪情况及处理意见及时上报医院。协助做好教学研究工作等。

(4)带教老师　应具有本科及以上学历、中级及以上专业技术职称,具有扎实的医学理论基础和临床技能、良好的医德医风,遵纪守法、为人师表、以身作则,能够按住培相关专业内容和标准,认真履行各项工作职能。

基地医院层面应建立上述各类人员的考评应与个人绩效奖金挂钩。

24. 专业基地住培教研室如何建设,它承担的主要职责是什么?

各基地医院的每一个专业基地均应成立住培相关专业教研室。任命一位德高望重、医教研能力突出的专业人员作为教研室主任,成员由带教老师、教学秘学及其他有关人员组成。承担的主要职责是:承担教学任务、教学建设、教学研究、师资培训等工作;积极开展教材建设工作;建立出科考核及年度考核试题库、教学案例库等辅助教学资源库;制订、修订或优化培训工作方案;协助做好实训中心建设,教学质量评估等工作;积极组织开展师资队伍建设工作,制订教师队伍建设规划;制订年度师资培训计划,不断加强对住培带教老师的培养。

25. 住院医师规范化培训期间待遇如何？

中央财政每人每年补助的3万元经费，其中2万元可用于住院医师的培训补助，另外1万元用于带教补助。河南省财政配套的县乡两级委派住院医师（含农村医学定向生）每人每年1.2万元，应按月发放。整体上看，各基地医院应确保第一年参加培训的住院医师每月收入不低于3000元。并鼓励各基地医院随住院医师能力提升，收入待遇也逐步合理提升。兼顾不同类型的住院医师，相同条件下，收入基本一致。

26. 住院医师与基地医院（用人单位）签订培训协议的主要内容有哪些？

一般培训基地医院作为协议的甲方；培训对象为乙方；委派单位为丙方。住培工作要求，住院医师报到后，参加培训前应与相关方签订培训协议，约定好各相关方的权利和义务。以及出现问题或纠纷后的解决原则和方法。甲、乙、丙三方应在自愿的基础上协商一致，达成协议后，共同遵照执行。一般内容包括：①总则：界定关系，明确培训地点、时间、要求。甲方权利与义务、乙方的权利和义务、丙方的权利与义务、违约责任和协议解除(乙方因个人原因要求终止培训,须提前30天向丙方、甲方提交书面申请,协商并妥善处理相关事宜后,方可正式解除协议;同时,乙方须退还丙方、甲方为辅助乙方完成培训任务提供的生活补助、补贴。丙方有权对乙方要求赔偿;乙方不能按期完成培训,除法律法规和政策规定的原因外,需要延长培训期限的,须由乙方本人提出申请,经丙方和甲方同意,并报省卫生计生委备案。延长培训时间原则上不超过一年,延长培训期间,不享受生活补助、补贴。否则,甲方有权终止培训,解除协议)、不可抗力。②附则:协议经甲、乙、丙三方签署后生效。

27. 住院医师参加医师资格考试及注册问题是如何规定的?

住院医师可在原单位参加执业医师资格考试,也可在培训基地医院以住院医师身份参加考试。考试通过者,应及时注册。根据国家卫生计生委有关规定,可在原单位注册,在证书备注栏目,标注住院医师身份,培训期间可在基地医院从事正常诊疗活动。

28. 住院医师培训期间的婚产假如何规定？

住院医师培训期间的婚产假执行国家有关法律法规。1年内请假累计达180天的，培训时间顺延1年。

29. 住院医师培训期间的合法权益如何保障？

住院医师参加培训前需与基地医院签订培训协议，约定双方权利和义务。出现纠纷或其他问题，首先应依据双方所签订协议来解决。协商解决不了的，建议通过法律解决，支持双方依法维权。

30. 如何做好住院医师的日常管理？如何做好住院医师党团工作？

基地医院应严格执行上级主管部门及本基地医院的住培工作日常管理相关文件要求和制度，严格考勤制度，遵纪守法。对于不能遵守培训工作纪律，不能按要求完成培训内容，不能服从基地医院正当管理者，应逐级上报并劝退，追回培训期间所发放的中央及省级财政补助经费。鼓励运用信息化平台，协助做好住院医师的招收、轮转安排、教学计划安排与落实、住培督导评估、待遇及补助资金发放、协助开展网络教学、对带教老师进行定期考核和评估、出科考核、年度考核等住培全过程管理，不断提高管理效率。

医院党组织要设立住院医师党支部，人数较多的可以成立若干党小组，主要负责对党员的教育、管理、监督和服务；坚持“三会一课”(支部党员大会、支委会、党小组会和党课)制度，定期召开民主生活会，开展批评和自我批评；培养教育入党积极分子，做好党员的发展和转正工作；党员要按时接转组织关系，定期参加组织生活并缴纳党费，及时向党组织汇报思想和工作情况。

医院团组织要设立住院医师团支部，发挥党联系青年的桥梁和纽带作用，协助党组织对团员进行思想政治教育和党的基础知识教育；有计划地做好团员发展工作；及时向党组织推荐优秀团员作为党的发展对象；结合工作实际开展团日活动；做好团费收缴工作。

31. 如何做好住培教学的档案工作?

(1)应强化临床教学工作的档案意识　档案是维护历史真实面貌的重要事业,是国家各项事业必不可少的重要环节。它不仅是维护自身权益的重要工具,也是规范管理的基础;不仅是积累和传播知识的重要载体,也是开展文化教育活动的重要素材;不仅是建立信用的重要工具,也是开展学科研究工作的可靠依据。

(2)要明白住培教学档案应收集的内容　教学档案是指在教学活动中直接形成的,具有参考使用价值,按照一定规律集中保存起来的各种文字、图表、声像、电子数字化等不同载体形式的原始资料。具体收集范围包括相关教学文本、声像资料、数字化电子信息资料及其与教学相关的各类实物。如:①上级文件,教学相关的规章制度。②教学机构成立,人事任免,经费拨付等方面的文件,关于教学工作安排的重要会议记录。③教学工作中长期规划,年度工作计划,教学大纲,具体教学活动的策划(方案、筹备会议等)、组织(参与人员的职责分工、动员及安排部署领导讲话或文件)、实施(讲授人、主持人资料,课件内容,选用教材或参考资料,参加人员签到表,教学活动情况的具体记录如临床教学的脚本,教学过程的文字、录像、照片等)、宣传(各类媒体的报道情况)及总结(包括成绩、经验、问题、不足,对参与学员的教学效果评价,对教师教学效果的评价,对下一步教学活动工作的启示,改进的思路和举措等)。④典型教案、讲稿、PPT 等。⑤学员基本信息管理。包括学员基本信息表,教学计划动态执行表,学员特殊情况记录,学员受表彰、处罚,受邀参加某项教学活动等方面情况。学员参加教学活动的课程安排,考试考核、成绩、试卷试题、标准答案、质量分析、教学日志等。⑥教学工作年度总结,教学工作重大活动总结(如教学活动竞赛、专项或综合性技能操作训练、重大教学工作督导检查活动、主要领导对教学工作的检查指导情况、有关教学问题和不足的整改工作情况等),重要教学会议材料(包括会议通知、与会人员签到表、会议内容、会议纪要、会议之后各有关部门的贯彻落实执行情况,会议宣传报道及督导检查材料等)。⑦教学成果及教学研究、论文方面的材料。⑧教学改革有关材料。⑨教学师资有关材料（如参加过的师资培训证明或证书，带教师资获奖及受表彰的实物、文件或重要报道；带教师资在学术团体的任职情况，对带教师资进行培训、考试、考核、评估等方面的材料）。⑩针对教学工作制订印发的重要规章、制度。⑪针对教学硬件建设的规划，重大教学设备的购置凭证；重大教学设备的操作要求及规范等材料；教学设备使用情况的记录、相关技能培训效果评估记录等。⑫教学工作对外交流与合作的情况记录（合作备忘录、合作协议、合作协议的执行情况记录）。⑬教学活动专报、简报及领导批示等材料。⑭教学工作中产生的有重要价值的实物、照片、音频视频载体等资料。

（3）要认真做好档案整理工作

第一步：收集，要求相对齐全。

第二步：分类，要求科学合理。

第三步：甄别，要求取其精华。

第四步：编目，要求清晰有序。

第五步：保存，要求安全整齐。

（4）做好住培档案的开发与利用　充分发挥其凭证价值，证明自己的工作。发挥参考价值，为教学决策服务。发挥资料价值,成为教学活案例。发挥科研价值,探索教学新规律。

32. 如何组织住培工作的督导评估?

(1)省级层面　可委托第三方(如医学会、医师协会)进行,评估前的准备工作:制订科学、合理、全面、细致的量化评估指标;对参加评估的人员进行培训,讲明目的,学会方法,掌握标准,尽量客观。评估组织实施中:严格认真,全面细致,既肯定成绩,又要发现住培工作中的问题和不足,并能根据存在的问题提出合理化的建议。评估结束后:应及时将评估结果反馈给被评估的单位,要求一定期限内做出整改承诺和行动。同时对于工作突出的单位应给予表彰。

(2)基地医院内部督导评估　各基地医院均应建立院内督导评估工作机制。建立督导评估专家队伍,制订日常住培工作评估指标体系,评估内容应基本包括:日常教学活动的组织实施及效果、学员待遇、带教老师教学补助的落实等。定期分析院内督导评估结果,并根据结果研究持续提升住培工作的举措。各基地医院应做好日常督导评估的资料留存及归档工作。真正实现以评促教、以评促改、以评促政策落实的目的。

33. 现阶段基地医院住培工作的重点是什么?

(1)要突出抓好制度落地　2014 年河南省住培工作启动以来,根据国务院 7 部门《关于建立住院医师规范化培训制度的指导意见》(国卫科教发〔2013〕56),河南省及时研究出台《关于建立住院医师规范化培训制度的实施意见》(豫卫科教〔2015〕12 号),2016 年河南省卫生计生委研究制订《河南省住院医师规范化培训管理办法(试行)》等五项住院医师规范化培训制度。住培管理工作的核心内容就是努力促进制度落地,不仅在医院层面,更要在专业科室和病区层面。

(2)要树立正确的培训工作理念　临床上好的医生,并不一定就是一个好的带教老师。通过持续不断地培训,让更多的临床医生增强带教意识,喜欢带教,热心带教,善于带教,住院医师们才能够更快成长、成才。教学是有方法的,不同的教学方法,效果会有很大的不同。如何科学、有效地带教是当前摆在每一个住培带教老师前面的一道难题。怎样破解,只有学习、借鉴和不断地探索、创新，教学能力才会不断提升。

（3）住培管理工作应追求科学有效　住培管理工作既包括组织领导、制度建设等宏观的管理，也包括针对住培学员的过程管理。管理水平的高低直接决定着住培学员培训质量和住培事业发展质量。科学有效的管理，首先要有强有力的领导和决策机构，省政府成立住培协调机构领导的多部门联席会议制度，定期总结交流全省住培工作经验，研究解决住培工作面临的突出问题。各基地医院也都要成立一把手院长任组长的住培工作领导小组，形成较为有力的住培领导工作机构。科学有效的管理，还必须要有坚强有力的执行体系。各基地医院建立健全相关的住培工作管理科室是提升住培政策执行力必不可少的前提条件，但是仅仅成立住培科室还远远不够，还需要有各专业基地共同参与的监督执行体系（如各科室的教学秘书参与教学组织），负责住培学员日常考核的组织体系等。科学有效的管理，还需要有科学完备评估和纠偏体系。各住培基地医院在管理中要做到自我发现存在问题，并能够自我进行修复和纠正。此外，加强住培管理干部建设也是强化住培科学有效管理的重要保障。

(4)要在定期的督导评估中及时纠偏　住培督导评估是检验住培工作质量的一把尺度，是深入宣传住培政策的最佳时机，是交流学习住培经验的重要平台，是促进住培政策落地的直接抓手，是住培制度健康运行的必要保障。无论是综合性督导评估，还是专项督导评估，其意义好象汽车的方向盘。开展住培工作的督导评估后，必须及时对各相关方面进行反馈。把评估报告锁在柜子里的做法，产生不了任何实际效果。而只有通过定期的不间断地开展住培督导评估工作，并通过有效地整改和调控，才能始终保持住培工作朝向既定目标，不偏离正确的航道，快速、稳步前行。

(5)切实提高对人才培训工作重要性的认识　当前促进医院医教研协同发展已成为医院管理者的共识，纵观国内外一流的医疗机构，其临床、科研和教学工作相互融合、渗透，协调、同步发展，共同支撑和构建了医院的综合实力。以世界上最著名的私立非营利性医疗机构梅奥诊所为例，尽管梅奥的历史主要是以向患者提供医疗服务而闻名于世，但是梅奥诊所一直将自身视为一个“三盾组织”。中间外形较大的盾牌象征着对患者的医治和关爱，而与医治患者链接在一起的便是医学研究和医学教育之盾，形成另外两个互补型的盾牌与主盾牌在整体上浑然一体，紧密联系。创始者坚信医疗教育和医学研究项目是梅奥诊所对于临床医学基本关注的最有价值的补充。医院的发展离不开一流的人才，而一流的人才依赖一流的教育来实现，因此，无论从国家的政策规定层面还是医疗机构本身的职能来看，临床教学和人才培养都是其重要内容，应成为医院内涵建设的“应有之义”，也是关系医院甚至整个医疗卫生事业发展前景的必不可少的一项重要工作。

总之，住院医师规范化培训事业犹如我们要建造的一座雄伟宫殿，绝非一日之力，一年之功！以河南为例，经两轮全面督导评估，我们发现，尽管组织构架、基地体系、制度体系、师资队伍、运行机制等已基本建立，但只是宫殿的框架而已！其目标体系，执行力体系，考核评估及纠偏体系等内涵建设仅仅刚刚开始！下一步更需要一砖一瓦的搭建，一梁一柱的雕琢，如此，假以时日，方能实现制度初衷！住培内涵建设永远在路上……

34. 现阶段住培基地如何进一步深化住培内涵建设？

当前全省住培工作同全国一样取得阶段性成果，表现在：住培管理组织全面建立；住培制度体系基本完备；住培管理专家队伍、师资队伍、督导专家队伍、结业考核考官队伍、信息宣传队伍基本建立；住培教学活动及过程管理日趋规范；中央、地方、基地医院多方稳定的资金投入保障已经形成；社会舆论及行业内外对住培工作的理解认同日趋向好等等。当前住培工作正处于由“搭框架建制度向重质量重内涵，粗放型管理向精细化管理，由“能干成”向“能干好”转折的关键时期。如何加快推进这一转折的实现，近期基地医院应重点做好以下几方面工作。

(1)制度落地　专业基地科室是住培制度落地的核心单位。专业基地科室层面需要细化住培具体制度，需要成立住培管理组织、成立专业教研室，明确专人（如教秘）负责住培教学管理、实施、督导、教学研究等工作，需要组建住培出科考核的题库，做到教学有计划（包括33个月计划、年计划、周计划）、有方案、有内容、有效果评价、有提升改进策略和措施（用教学档案来体现）。基地科室负责人应团结和带领本基地住培教学团队紧紧围绕相关专业住培内容和标准将住培教学活动组织常态化、形式多样化、评估科学化。

（2）培训细化　综合运用多种教学手法，做实做细培训工作。如组织一次小讲课，事先应有计划性，教学目标明确，教学对象明确，教学时间及地点明确，教学设计科学、合理，在培训实施过程中做到参加培训有签到、培训过程有记录（照相、录像、笔记等）、培训结束有效果分析、对讲课有评价和改进建议等（通过科室教学档案体现）。其他各类教学活动，均应有详尽的计划、实施方案，注重培训细节。

（3）质量过硬　规范过程管理是提高培训质量的重要保证！基地医院应以出科考核、年度考核、日常教学评估为抓手认真抓好日常培训过程。住院医师应认真如实填写轮转手册。医院带教导师应履行职责,认真规范做好出科考核,通过笔试、技能操作、真实病人或 SP 接诊能力考查等多种手段,对所轮转科室专业应知应会的培训内容进行全面考查考核,并如实记录。只有保证住院医师在每一个轮转科室培训时,能够全部掌握其应该掌握的培训内容,三年下来,其能力才可能得到逐步提升。

(4)理念入心　医教研融合式发展不仅是对住培基地医院的基本要求,具备医教研综合能力也是对住院医师成长的基本要求。理念犹如种子,我们对住院医师播下什么样的种子,必将收获什么样的结果!所以,三年住培期间,对医学的基本态度、对职业精神的高度认同、对服务对象的同理心、爱心、耐心、细心及人文理念等内容应全过程融入住院医师日常教学。美国著名的心理学家威廉·詹姆士曾经说过"播下一个行动,将收获一种习惯;播下一种习惯,将收获一种性格;播下一种性格,你将收获一种命运",事实表明,习惯左右了成败,习惯改变人的一生。培训住院医师良好的职业习惯和操守是各住培基地医院的基本职责。

(5)自我需求　任何培训都基本遵循了一个效果定律,那就是:对想来参加培训的人培训才会取得最佳效果! 所以,我们应始终强调要注重激发住院医师学习的自觉性、主动性。住培工作的主体永远是住院医师本身,住院医师只有开足自身马力,积极、主动学习,才是保障培训质量的内因,其余如导师、教学条件等,皆为外因。住培导师们要向住院医师讲明政策,讲明培训工作的必要性,使之从心理上接受住院医师规范化培训。建议将住院医师编成每队约 10 人的自学小组,每周让住院医师自己组织一些学习活动,最大限度给予住院医师提供自学的条件和环境,如提供学习、讨论及交流的教室,开放实训中心、医院图书馆等教学资源。相信通过住院医师自发组织开展的多种形式的自学活动,如杂志俱乐部、读书报告会、单项及综合医疗知识或技能的争霸赛等,可以激发和锻炼住院医师更多的能力。

(6)成果可现　一是要认真做好住培教学档案工作。包括文字、图表、声像、电子数字化等不同的档案载体。在教学档案的收集阶段,要相对齐全、完整。分类时,能够做到科学、合理、方使查寻;并甄别出有保存意义的部分;编目时,要求清晰有序。通过规范完整的住培教学档案,不仅可充分发挥其凭证价值,证明自己的工作;也可发挥参考价值,为教学决策服务,探索住培教学规律。二是要进一步加大对住培工作的研究力度。可通过设置住培教学科研立项,促进住培管理工作水平,促进培训质量与效果不断得到提升。通过挖掘、整理和分析培训过程中的大数据,既可证明培训工作效果与成绩,发现培训工作不足,也可优选符合住培特点和规律的教学形式,提升培训效果。三是挖掘住培工作中的典型事例,加大住培工作宣传工作力度,引导和营造良好的住培工作氛围和环境。

35. 什么是导师制?什么是双导师制?

基地医院对住院医师培训实行导师制,要求为每一位住院医师至少明确一名导师。导师选拔要求有遴选标准,具备较高的医疗技术水平、带教热情和临床教学科研能力,并对所认定的导师进行岗前培训和定期培训;鼓励与绩效工资、职称晋升挂钩,建立优秀带教导师的奖励制度。鼓励双导师制,其中一名导师负责指导住院医师3年培训期间的学习、工作,关注住院医师的思想和情绪,住院医师每轮转到一个科室,再为其指定一位导师负责本科室轮转期间的学习与工作指导。目前,国内也有一些基地医院在双导师制基础上,为住院医师安排有班主任或辅导员,多层次指导和管理住院医师。

36. 如何利用信息化平台强化住培管理及教学?

将信息化建设与应用融入住院医师规范化培训工作各个方面和环节,必将进一步提高住培管理工作水平及效率,提升住院医师规范化培训的效果。具体来说信息化平台可以帮助住院医师管理及培训实现以下功能。

(1)管理方面　①招录:全国、全省统一的信息化招录平台,为招录工作提供诸多便利。如网上报名可不受地域限制,信息便于统计、归纳、汇总等。②培训计划安排:应用信息化可快速、精准、合理安排同一基地不同专业住院医师的轮转培训计划及时间。③监督培训过程:通过信息化的监测手段,可实现实时观察住院医师在岗工作状态。对于执行培训工作纪律,起到较好的约束作用。④评估培训效果:通过设定网络不同身份、不同权限的培训效果评价系统,可以对住院医师、带教及管理人员进行客观、动态评价,有助于改进工作。⑤组建日常考试考核题库:协助组织考试考核等其他功能。

(2)培训方面　开发和应用住院医师易于接受的培训软件,直接通过信息网络进行培训。通过信息化可以实现 VR 等多种教学培训方法。通过信息化也可以开发和实现多种辅助教学手段,如通过 LAP 对独立门诊的住院医师进行评价等。

(3)数据应用方面　有助于统计分析,开展科学研究等相关工作。

此外,住培信息化的开发和使用,除基于计算机和互联网的传统利用方式之外,应加快开发基于手机端的管理软件,更方便住培日常教学与管理。

37. 为什么对住院医师要实行淘汰制度?

淘汰制是现代化管理的一个重要手段。由于目前我国高考生在选择医学专业时,没有针对医生职业的特殊性而进行的面试环节,没有实行医学的预科制度,加之考生在选择医学专业时受家庭、社会关系等因素影响较大,必然导致一些并不适合医生职业的学生误入医疗行业。在住院医师阶段实施必要的淘汰制度,一是可以促进住院医师更好地学习成长;二是可以引领部分不适合医学专业的学生尽早分流,对住院医师本人来说也是一种救赎;三是可以更加有效地利用住培资金,减少不必要的浪费。建议每年根据具体情况落实,不能按百分比淘汰,而应按考核不合格淘汰的淘汰率。基地医院在实施淘汰制时,要注意遵循相关人事劳动法律法规。

38. 如何打造一支高素质的住培管理干部队伍?

一支高素质住培管理干部队伍是做好住培工作的重要保障。高素质的住培管理干部包括国家级层面的负责顶层设计的高级管理干部、省级层面的核心级管理干部、基地医院一把手负责制下的关键级管理干部和专业科室基地以科主任为重点的务实级管理干部。住培工作开展得好不好,直接与这些管理干部队伍素质息息相关。如何打造一支高素质的基地医院及专业科室基地的管理干部队伍,是保障住培政策落地的最根本因素。但无论哪一个层级的管理干部队伍,必需定期进行知识和管理能力更新培训,以便更适应住培工作需要。

基地医院层面住培管理干部队伍,建议按每100名住院医师设1名住培专职干部的比例来配置。对住培管理干部的基本职责要求包括:学习熟悉及准确理解住培政策,宣传住培政策,一定的管理知识和较强的执行力,一定的综合协调能力,认真负责严谨的工作态度,具有不断学习的能力,良好的沟通能力,熟练运用计算机及常用办公软件的能力,热爱教学工作及一定的文字及表达能力,一定的临床教学研究及创新能力。能力的提升需要基地医院提供培训和学习的机会,更需要管理者本人不断地学习成长和进步。

在住培管理干部中也应引入相应激励机制，对一心投入住培，倾入无限情感，全力做好住培的管理干部，应在物质、精神两方面给予奖励。对于不能胜任住培管理工作的干部，应及时调离住培管理工作岗位。

39. 何为“X 型”住培带教模式？如何推广？

“X 型”带教模式是由两条趋势线组成。一条是带教老师的下降式趋势线，表示在 3 年带教住院医师期间，第一年由老师手把手教给住院医师基本临床知识和技能，临床诊断思路等；第二年允许住院医师并肩参加医疗服务，强调动手能力、团队配合；第三年放手和鼓励住院医师相对独立开展医疗服务，强调独立诊疗能力、学习能力、医教研综合能力的培养。另一条是住院医师的能力成长趋势线，应呈现出明显的上升趋势。第一年住院医师在老师指导下，使自己的专业知识系统化，并重点补足基本临床知识和技能的短板，学习常规临床诊断思路等；第二年住院医师勇于与老师并肩参加医疗服务，能够在门诊或医疗决策中提出自己的见解和思路，具备一定的临床服务能力；第三年获得执业医师证，并能够独立门诊(工作有些不足，仍需老师纠正，尽力完善自己)，养成终身学习的方法和习惯，具备一定的医教研综合能力。

(1)第一年常用教学方法　小讲课、教学查房、专业要求的各单项临床技能反复训练、杂志俱乐部，备考执业医师考试的基本知识和理论的反复诵记法。

(2)第二年常用教学方法　对住院医师开展日常性、经常性、反复性的评估与反馈，在共同医疗服务中通过自己的言行举止影响住院医师，授人以渔。教学的重点是教给住院医师正确的临床思维方法和合格医生所需要掌握的核心能力，培养住院医师的职业精神、责任感。

(3)第三年常用教学方法　鼓励住院医院参与带教、临床科研；利用OSCE、LAP等能力测定方法对住院医师临床及门诊能力进行综合评定。重在实现住院医师的独立门诊及其他临床医疗服务能力的培养。重点查找和纠正住院医师在独立执业时的短板、不足，助其形成良好的执业发展习惯、性格和品质。

40. 如何选择和开发住培教材?

(1)住院医师与在校医学生之间的培养定位不同 临床专业在校医学生的主要任务是学习和掌握医生从业所必需的基本知识和基本理论,虽然有临床实习和见习安排,但是以深化所学医学知识为目的。虽然也强调动手能力,但培养目标尚不能完全达到以临床合格医生为目的。夯实医学知识、掌握医学基本理论,养成对待医学及医生职业的基本态度、严谨求实的学风是其院校医学教育阶段的核心任务。而住院医师阶段则不同,其培养目标是合格的临床医生,是将在院校医学教育中学到的医学知识向临床动手能力和解决问题的能力转化,尤其是以临床思维为主线的综合能力的提升。以美国为例,将住院医师的能力定位为6项,即医疗服务、医学知识、基于实践的学习和发展、人际沟通交流能力、职业道德素养及基于系统的实践。加拿大皇家内科和外科医师学院的"CANMED"模型核心是医学专家必须具备的角色内涵,包括沟通者、合作者、领导者、健康倡导者、学者和专业人士6个方面。国内也有专家提出住院医师的核心能力的九大指标，即核心价值观、人际沟通能力、临床基本能力、终身学习能力、团队合作能力、医生职业素质、基本公共卫生服务能力、信息与管理能力和学术能力。当然也有其他说法。但不管哪种胜任力模型，基本内容有其一致性，均聚焦到住院医师作为执业前的标准规范系统培训时，应综合考虑其医教研能力的协同发展，3 ~ 5 年内，能够具备一名执业医师所应具备的基本应对能力和岗位胜任力。弄清楚这些基本问题后，紧紧围绕住院医师成长目标选择和开发住培教材，方具科学性、针对性和适用性！

（2）住院医师能力培训需求　住院医师的阶段已不是知识的记忆阶段，而重点在于临床知识的转变和应用，在于动手能力。这一特点决定，单纯的传统的书本教材已不适应住院医师特点。而基于临床的，基于场景的，立体式学习，融入式教学，参与体验式的互动教学，才更加符合住院医师这一阶段的学习特点。尤其要注重开发住院医师的自学能力的培训。带教老师更多是启发式教学，而非填鸭式灌输式的教学。按此特征和需求选择和开发住培教材，才可能更具吸引力。

(3)紧贴临床工作需求　脱离了临床的教材是“远水不解近渴”。教材不仅要贴近临床,而且要注重最基本最普遍最常用的医学技能,不可好高骛远。如果住院医师的基础打不牢,将来他不仅不可能成为医学大家,而且会因此为以后临床工作的诸多失误埋下伏笔。在住培教材开发方面,我们可喜地看到一些很好的成果,比如王晶桐教授主编的《医患沟通以问题为基础的教学手册》、任菁菁教授主编的《全科常见未分化疾病诊疗手册》等,都是很不错的住培教材,可充分借鉴其经验,开发出更多优质住培教材,包括智能化、动态化的数字教材。

41. 如何组织住院医师的技能竞赛?

组织住院医师的技能竞赛,对于促进实训教学,检测住院医师学习效果,客观评估住院医师综合能力具有十分重要的意义。因此,无论是基地医院内部,还是省辖市层面,省级层面,还是全国层面,均应定期不定期组织开展住院医师的技能竞赛活动。达到以赛促教,以赛促练,以赛促改的目的。无论哪一层级组织的住院医师技能竞赛活动,均应进行认真的准备,精心组织比赛过程,并及时抓好竞赛中发现问题的整改工作。组织好一场住院医师的技能竞赛,首先要弄清楚比赛的核心目的是什么,围绕这一目的怎样设计相关的考题和考站,具体评分标准是什么,依据是什么,比赛结果如何运用,如何保障技能竞赛按既定目标顺利实施,每一个环节的负责人是谁等。并制订出详细的技能竞赛工作方案。

附:住院医师规范化培训技能竞赛活动方案(参考样本)

一、比赛目的;

二、比赛的主办方、承办方;

三、比赛时间地点;

四、比赛参赛对象;

五、比赛参赛流程及工作要求;

六、比赛组织领导;

七、比赛各具体环节责任分工;

八、比赛保障措施(经费预算及来源;场地、教具及耗材的准备;考官培训;应急处理;宣传等);

九、比赛后继续工作安排。

比赛结束后，应及时做好技能竞赛档案的整理、研究及保存工作。尤其是在比赛中发现的住院医师能力短板，要研究专门的培训和补救方法，促进住院医师整体能力提升。此外，经常性开展住培竞赛，还十分有助于打造一支优秀的住培考官队伍。

42. 如何推动住培基地医学技能实训中心标准化建设？

首先要明白什么是标准化，为什么要标准化。

标准化是指在经济、技术、科学和管理等社会实践中，对重复性的事物和概念，通过制订、发布和实施标准达到统一，以获得最佳秩序和社会效益。实施标准化，不仅为科学管理奠定基础，提高效益，而且标准化也是科研、生产、使用三者之间的桥梁。一项科研成果，只有纳入相应标准，才可能迅速得到推广和应用。

附件:河南省医学模拟实训中心规范化建设指标体系(试行)(初稿)

1. 硬件建设方面

1.1 实训中心实用面积不低于 3000 平方米。

1.2 应基本满足内科、外科、妇产科、儿科、急诊科、护理、中医等主要专业常用基本技能的训练功能。(承担全科医生规范化培训基地医院,其建设标准应参照河南省卫生计生委印发的有关指标体系执行)。

1.3 应能够满足培训基地住培招录专业的基本技能训练要求;在 1.2 提及的 5 个专业训练基本条件的基础上,做加法。如培训基地仅为精神科一个专业,其实训中心在内科、外科等 5 个专业训练场地的基础上,再加上精神科专业基本技能所需的场地和相应设备。

1.4 除满足相关专业专项技能的培训外,有用于多项技能训练或演练的综合实训室,用于临床综合能力或团队协作能力的训练。

1.5 至少拥有一间容纳 60 ~ 100 人的学员教室、讨论室或多功能电教室。

1.6 有 70 台以上计算机教室,并具备连接互联网、院内局限网的功能。能够为学员提供电子阅览、临床思维训练、人机对话考试等基本功能。计算机内存要求2G以上。机房供电原则上采用双路电源。医学专业电子图书不少于5万册，医学专业电子期刊或杂志不少于100种。（图书与杂志，纸质亦可）。

1.7 具备至少一条能够组织8个站点的客观结构化（OSCE）临床能力认定的考核考站链。考站之间能够连成一条单线不交叉的考核线路。

1.8 具有1～3间以上模拟示教诊室，至少拥有1间模拟病房、1间模拟手术室、1间模拟ICU。

1.9 具有覆盖所有训练场地的多角度信息采、录、存系统，有中控室1间，且在中控室、学员讨论室或教室、会议室，能够实时观看各实训场地的教学开展情况。

1.10 医学模拟实训中心教学设备总价值不少于1000万元，鼓励积极探索自行研制教学用具。

2. 机构及制度建设方面

2.1 成立有实训专门教学及管理组织机构，按每100人1名专职管理人员的标准配备，明确各相关组织机构及专兼职组织人员相关职责，并制订有各教学相关的细化管理办法。

2.2 制订有医学模拟实训中心建设中长期规划和分年度计划。

2.3 制订有医学模拟实训中心使用与管理办法。

2.4 制订有针对所有住院医师的医学模拟实训教学计划。

2.5 各相关专业实训室均应制订有技能训练操作规程、训练流程、操作要点、评估标准、评估方法、教学反馈要求等。

3. 师资队伍建设方面

3.1 根据住院医师培训工作需求，制订医学实训教学的师资培养规划及年度计划、实训带教师资管理办法、遴选标准、培训工作方案等，实训带教老师经带教考核合格后，持证上岗。

3.2 定期对师资教学水平和能力进行评价，研究改进策略。（频次按月计算）

3.3 定期组织开展实训师资的教学研讨与培训。（频次按月计算）

3.4 加强实训师资的对外交流和学习。（频

次按年计算)

4. 培训中心使用方面

4.1 制订并执行住院医师实训教学课程表。(至少以半年为单位,制订实训教学课程表,有使用实证材料及教学档案)

4.2 实训中心教学频度以完成各住院医师相关专业培训内容和标准为基本教学依据。住院医师的实训开课率不得低于相关内容和标准的 95%。

4.3 实训教学过程管理规范。有实训课签到、签退,保存重点课时或重点实训技能住院医师实训过程的照片、视频等教学资料,实训教学档案管理规范。

4.4 对住院医师实训效果定期汇总、分析。并提出改进措施和意见。(频次按月计划)

5. 其他方面

5.1 鼓励并促进针对临床实训教学的研究开发工作。

5.2 基地医院保证对住院医师实训教学设备更新、实训耗材、师资培训及带教补助等经费投入。纳入基地医院预算管理,并对经费使用有评估、分析。

5.3 加大对临床实训教学的教材开发工作力度,根据教学需求,编发实训教材,探索适合住院医师特点的新型教学方法和手段,鼓励教学改革与创新,引领医学仿真教学学科发展。

5.4 善于整合、统筹区域内,甚至无界限医学仿真教学资源,不为我所有,但为我所用,为住院医师拓展更为广阔的实训教学资源和平台,全力推进住院医师成长进步。

5.5 拓展医学实训中心社会效益,为提高全社会普通人群卫生应急及健康素养提升做好贡献。如:定期组织开展针对普通居民应急医学知识的培训与演练等。

43.如何整合培训基地教学资源保障住培教学条件?

(1)整合基地医院内所有教学资源　基地医院内部教学资源包括医院的示教室、教室、各类学习讨论室、医学模拟教学中心、图书馆(室)、病历室、电子阅览室等所有院内教学资源均应为住院医师开放,方便住院医师学习、使用。并在管理机构设置、制度保障、信息系统、资金投入等方面，综合施策，全方位保障住培教学。

（2）整合基地医院内部医教研综合资源　强化基地医院教学意识，将住培教学融入医院所有工作。如在临床工作中，强化针对住院医师的床边教学，认真组织开展教学查房、大讲课、小讲课、手术观摩、门诊跟师等，鼓励各基地医院贴近临床实践进行住培教学活动，将临床典型病例及时开发转化为住培临床思维培训试题，使临床病例成为活生生的住培教材。如在科研工作中，鼓励住院医师参加科研小组或项目团队，根据其培训年资及个人能力，让其承担一定的研究工作任务，培养科研兴趣，激发其科研潜能。如医院管理工作中，亦可让住院医师参与管理决策，通过职代会、工会、党小组、沟通交流会等组织，使住院医师畅所欲言，参与医院管理决策，不仅限于住培教学。发挥住院医师在医院各项工作的参与力度，积极营造和谐、完美、积极向上的医院文化氛围。

（3）整合区域内所有可利用医学教育资源　通过协同基地合作等方式，整合区域内医疗卫生资源优势，为住院医师拓展教学资源空间和平台。比如郑州市，通过主体基地（郑州市中心医院）与协同基地（郑州儿童医院、郑州妇幼保健院、郑州市骨科医院等）的联合建设，发挥各医疗卫生机构优势专科的作用，实现区域内医学教育资源的有效整合。在住院医师的轮转安排中，突破一家基地医院的局限，探索跨基地安排轮转教学，让住院医师在不同基地医院内享受到本地区最好的专科，最好的师资对住院医师进行教学，必然对培训效果产生积极促进作用。再如医学模拟实训中心功能不够完善的基地医院，建议共享使用附近医学类相关高校的教学资源，用于住院医师的日常训练。

（4）整合和共享无边界医学教育资源　“整合天下赢”！充分利用“互联网+”的战略思维，以完善的网络信息平台为支撑，通过数字化传输，打破区域限制，使我省住院医师可共享到国内外优质医学教育资源。如，积极探索与北京、上海等国内一流医院的远程联合教学查房，共享适合于住院医师的网络公开课、教学辅导等。以无边界同质化的教学条件，为实现住院医师的均质化培养打下坚实的基础。

44. 住培开班典礼如何开？

河南省住培工作要求，各基地医院在新一届住院医师完成招录工作后，一般应于完成报到后一周内召开住院医师开班典礼。开班典礼除了常规议程之外，如院长致辞、教学安排、教师代表发言、住院医师代表发言等内容外，至少应向新一届住院医师们讲清楚以下 4 个问题。

（1）什么是住院医师规范化培训　国际上医学教育的三段论是指医学生的院校教育，以住院医师为主要内容的毕业后教育，以及终身继续教育。

（2）为什么开展住院医师规范化培训　据国家医学考核中心有关数据统计，2015 年全国执业医师考试平均通过率为 63.52%，而参加住院医师规范化培训学员考试通过率为 83.97%，较平均通过率提高 20 个百分点。3+2 助理全科医生培训后的助理全科医师的考试通过率提升更加明显，在福建、北京、浙江等地，通过率要高出 60 个百分点。这充分说明，参加不参加培训，效果绝对不同。这也是我们国家每年投入数十亿，下决心做好这件事情的根本原因。

(3)怎样开展住院医师规范化培训　首先是基地医院怎么做？住培工作启动三年来，基地医院成立了一把手院长任组长的住培工作领导小组；医院多次组织带教老师到北京协和、四川华西医院学习培训；组织全院教学查房竞赛；为学员准备较好的住宿条件；发放公交补贴；给学员印发口袋书，转岗手册，考核手册等等。基地医院一直在努力，教学水平也在稳步提升，这些大家都有目共睹。

其次从学员角度来看，我们应该怎么做？培训工作有一句名言，或者也是一条规律，那就是：培训对想参加培训的人来说才会有最佳效果，收获才最大！学员从来都是培训工作的主体、核心。

(4)三年住院医师规范化培训的目标是什么？　基地医院有基地医院的目标，带教老师有带教老师的目标，但我们的最终目的只有一个，通过我们共同的，所有人的努力，促进在座每一位住院医师成长、进步！经过 33 个月的培训，真正能够独立执业，达到一名临床合格医生的水平。

45. 如何开展住院医师的入院教育?

时间一般为一至两周,培训内容一般包括住培政策、医疗安全、感染控制、病案书写、医保及相关医改政策要求、消防安全、药品管理、医患沟通、医德医风、人文素养、医院规章制度、团队合作等及住院医师普遍要求掌握的基本技能(如心肺复苏、查体、无菌操作等)。培训完成后,应经过考试考核,合格者方可进入住培规定内容的临床转岗教学。一般在住院医师进入每个相关专业科室接受培训前,也应进行半天或一天的入科教育,以便帮助住院医师尽快适应科室医教研工作。

46. 住院医师培训的主要内容是什么?

国家卫生计生委2014年印发了34个专业的培训内容和标准,规定了各相关专业的培训期间所应轮转的专业科室,以及在每个专业科室所应掌握的基本知识和能力要求,是开展住院医师规范化培训的基本依据和指南。各住培带教、住院医师应熟悉周知,并严格落实。

47. 住院医师日常的培训形式主要有哪些?

河南省住培工作针对教学已出台4份相关文件。要求针对住院医师的日常教学活动主要有:每两周一次的教学查房;每周一次的病例讨论;每周至少一次的大讲课或小讲课;每月不少于一次的实训技能培训;住院医师自学自讲课活动,给每位住院医师提供成长的机会和平台;定期由带教老师给住院医师进行 Mini-Cex、DOPS 或 SOAP 病历书写评估等。所有教学活动的安排要求有至少一年的安排计划;教学活动留存有档案资料(如签到表、讲者 PPT、照片或录像,住院医师笔记或心得体会等,教学效果的分析与评价,改进措施等)。鼓励各专业基地开展丰富多彩的教学活动,以调动师生的学习热情。

48. 为什么要加强住院医师的人文教学?

天地之中人为贵!而所谓人文,简言之就是人类先进的价值观及其规范,集中体现在重视人、尊重人、关心人、爱护人。医学与其他专业相比，其人文性尤其突出，集科学研究、技术创新和人文关怀于一体，其基本任务是疾病的预防、诊断、治疗、康复，而根本目的是促进人类社会从个体到群体的身心健康。纵观古今中外，医德所要求的具体内容与人文素质教育的目标和内容高度一致，这就要求医学教育从始至终都要加强人文素质教育，具备良好的职业道德。住院医师作为医学生与医生的过渡阶段，是其人文素养的提升期，也是人文观念的形成期，因此人文教学必不可少，人文意识需时时强化。鉴于此，各住培基地要高度重视住院医师的人文教学，积极鼓励各基地通过多种形式探索创新人文教学方式、方法，不断提高培训效果。当前，河南不少住培基地已探索出很多好的做法，如郑州大学第一附属医院鼓励住院医师自主创办《住培生》杂志；河南省人民医院定期举办名人大讲堂；新乡医学院第一附属医院每月为住院医师安排观看一场人文电影；郑州大学附属中心医院定期举办住院医师读书汇报会等，可供各基地医院参考学习。

49. 培养住院医师岗位胜任力包括哪些主要内容?

胜任力模型是近年来,随着我国人力资源管理理论和实践能力的不断提高而提出的一个全新的概念。我们常说的胜任力模型通常指的是能力素质模型(有不同说法)。素质又叫胜任特征,是指能将某一工作中成就卓越与成就一般的人区别开来的深层特征。胜任力模型(CanMEDS)具体含义为:对组织或企业中的某一个职位,依据其职责要求所提出的,为完成本职责而需要的能力支持要素的集中表示。它能够具体指明从事本职位的人需要具备什么能力才能良好地完成该职位职责的需要,也是人们自我能力开发和学习的指示器。近年来,北京大学第一医院,借鉴加拿大皇家医学院住院医师培训的胜任力要求,提出住院医师胜任力模型的基本构成:“交流者”“学者”“管理者-领导者”“职业精神”等,核心能力应包括医疗技术服务、熟悉掌握医疗诊疗规范、教学与培训、处理医患关系、团队合作、职业道德及职业精神等。住院医师3年的培训期间,应始终围绕其综合能力的提升为主线进行培训。岗胜任务能力结构图如下(不同的学者提出了不同版本,下图为其中之一版本)。

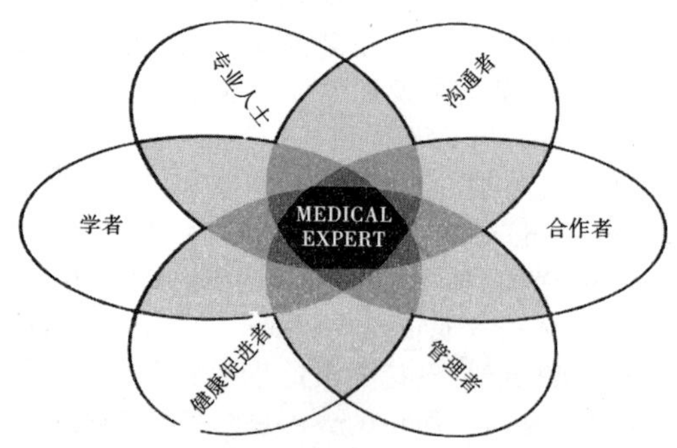

美国毕业后医学教育认证委员会和美国医学专科学会经过多年的研究和实践,确定了美国住院医师培训后需要具备的6项核心胜任力,包括:医学知识、患者诊治、人际沟通能力、职业素养、基于实践的学习和改进、基于卫生大系统的实践。每一项核心胜任力都有具体标准、详细的教学培训内容、培训活动要求、指导监督制度以及考核与评价制度。美国对住院医师的评估全面贯穿整个培训过程,注重采用可靠的方法来评价住院医师的6项核心能力。在对住院医师培训效果评价的同时,还增加了住院医师对培训项目和教职人员的评估,有利于培训项目的改进和教职人员的经验积累及水平提高,目前我国虽然尚无对临床医师核心胜任力作明确的界定,但基本能力要求应该与英美发达国家大同小异。

50. 什么是PBL教学法、TBL教学法、CBL教学法?

PBL是以问题为导向的教学方法(problem-based learning;PBL),是基于现实世界的以学生为中心的教育方式,1969年由美国的神经病学教授Barrows在加拿大的麦克马斯特大学首创,目前已成为国际上较流行的一种教学方法。与传统的以学科为基础的教学法有很大不同,PBL强调以学生的主动学习为主,而不是传统教学中的以教师讲授为主; PBL将学习与更大的任务或问题挂钩,使学习者投入于问题中;它设计真实性任务,强调把学习设置到复杂的、有意义的问题情景中,通过学习者的自主探究和合作来解决问题,从而学习隐含在问题背后的科学知识,形成解决问题的技能和自主学习的能力。

以问题为导向的教学方法,运用在临床医学中是以病例为先导,以问题为基础,以学生为主体,以教师为导向的启发式教育,以培养学生的能力为教学目标。PBL 教学法的精髓在于发挥问题对学习过程的指导作用,调动学生的主动性和积极性。

PBL 教学法与案例分析有一个很大的不同点是 PBL 是以问题为学习的起点,案例分析是教师先讲解教材,在学生掌握一定的知识前提下,然后做案例分析。

PBL 的基本要素主要有以下方面。

①以问题为学习的起点;学生的一切学习内容是以问题为主轴所架构的;②问题必须是学生在其未来的专业领域可能遭遇的"真实世界"的非结构化的问题,没有固定的解决方法和过程;③偏重小组合作学习和自主学习,较少讲述法的教学;学习者能通过社会交往发展能力和协作技巧;④以学生为中心,学生必须担负起学习的责任;⑤教师的角色是指导认知学习技巧的教练;⑥在每一个问题完成和每个课程单元结束时要

进行自我评价和小组评价。

教学思路:教师课前提出问题——学生查找资料——分组讨论——教师总结

TBL教学法是强调以团队为基本单位,以学生为主体,教师主要起引导作用的一种教学方法。可有效提高住院医师学习积极性和解决问题的能力,教学效果提升显著,能够极大地提高了住院医师的综合能力及团队合作意识。

CBL教学法是以例案为基础,重在解决问题的一种主动学习法。注重师生互动,激发学生主动思维,并引导学生举一反三,增强学习效果。

51.针对住院医师床边教学的方法和技巧?

床边教学以实践教学、情景教学、个体化教学为特征,采取提问、示教、讲解、交流等多种形式培养学生的观察能力、思维能力、解决问题的能力,促进医学生基础理论的深化、临床护理技能的提高。现以某医院的外科教学为例,介绍如下:

住院医师分组,每组4~5名,科室带教老师4~5名,其中带教组长1名。

科室带教计划，科室实习4周：第1周理论授课1次，指导专科技术3项（如更换引流袋、CVP测量、叩背等）；第2周理论授课1次并指导护理程序的应用；第3周理论授课1次；第4周理论授课1次、医学生座谈会并出科考试。理论授课时带教老师结合临床特点选定课题，提前2～3天布置授课内容。床边授课时，引导医学生与病人沟通，从中获得疾病的发病原因和症状；通过指导医学生查体获得疾病的体征；通过教师的讲解获得疾病的治疗和护理，并将提问穿插其中。这几者有机结合，基本能将疾病的理论知识形象化地表现出来，能达到预期的授课效果；基础护理技术操作和专科护理技术操作医学生入科后，由专业技术能力强的教师进行床边指导和讲解，要体现出人文关怀、沟通技巧等素质要求，然后进行床边考核，实行准入制，合格后方可进行此项操作；个案式教学时每个科室都有专科症状和体征，如皮下气肿的握雪感、反常呼吸、夏柯三联征、腹膜炎等，老师要带领医学生亲自查看体验，这种床边教学既简单实用，又增加了住院医师的学习兴趣。但要求老师有较强的责任心和耐心，不能忙于工作而疏于教学;入科后,分配5~6名病人让医学生分管,每天带领医学生床边评估,让医学生观察病人的转归及心理情绪的变化,针对性的做好医疗、护理等工作。

运用床边教学法后,由于实践性增强,加强了学生们理论与实践的联系。并予以消化、吸收、整理,自主学习能力大大增强。通过床边教学,找到问题的答案并进一步提出新问题,发展了批判性思考及分析、解决问题的能力,并培养了学生之间、教师之间良好的沟通能力及合作意识,体现了教学互动,实现了教学所需要的培养综合能力的目标。但要从根本上改变多年以来学生们已经习惯的传统教育模式,还需要一个循序渐进的适应过程,并建立与之相配套的科学评价考核系统。

床边学习是围绕病人进行教学,要重视病人的感受和需要。既要让医学生学到相关理论知识,又让病人感受到关爱并获得疾病康复的相关知识。床边教学前,带教老师一定要和病人及家属做好沟通,取得理解和同意。对刚入院情绪不稳定的病人、手术后需要安静休息的病人、发生病情变化而病人或家属不理解的病人、刚做完化疗或正在经受痛苦的病人，不宜床边教学。

床边教学要求老师有丰富的理论知识和工作经验，把专业知识与人文知识相结合，并提前做好准备，做到心中有数，不能有随意性，这样病人才有安全感与信任感。床边教学作为医学教育的实践形式，对医学生吸收新的知识理论，培养提高医学生的综合素质和创新能力，具有非常重要的意义。

52. 住培带教老师如何带领住院医师进行教学查房？

带教老师在带教态度上首先应做到严肃认真，仪表端庄，行为得体，着装大方，谈吐文雅。在查房准备阶段应该做到：准备充分，病例选择合适，老师及参与查房的住院医师均熟悉患者病情，全面掌握近期病情演变。在查房指导中，带教老师应体现出教书育人意识，尊重关心患者，注意医德医风教育及爱伤观念，体现严肃、严谨、严格的医疗作风。与患者核实、补充病史，指导认真询问病史；查体示范准备标准，及时指导纠正住院医师不正确的手法，指导正确判读心电图、影像学资料，分析各种辅助检查报告单，并提出个人见解；点评病历书写不足，指导规范书写病历及总结病例特点；指导正确诊断、鉴别诊断，并提出推理依据；指导做出正确的诊疗计划（包括进一步诊查计划、药物治疗及相关问题、非药物治疗原则、转诊指征及转诊前的处理、注意事项等）；结合病例，理论联系实际，讲解疑难问题及介绍医学新进展，指导阅读书籍和参考资料等。在查房方法方面，应特别注意：结合病例有层次地设疑提问，启动式教学，训练独立临床思维能力；鼓励住院医提问，并耐心解答；合理使用病例资源，鼓励培训对象临床实践，提高动手能力；用语专业、规范，合理教授专业英语词汇；及时归纳查房内容，指导培训对象小结学习内容。在查房效果方面，力求达到：通过查房培训医患沟通、采集病史技巧，体格检查手法及临床思维；查房内容及形式充实，重点突出，时间安排合理（约1小时），住院医师能够理解和掌握查房内容；查房基本模式、过程、效果达到预期目的。如果是带领全科医师查房，老师自始至终还应体现出全科思维及医疗特点。教学查房还应该做到护理及多学科的参考,听取相关专业专家意见。

参考文章

如何组织教学查房

——学习北大一院马明信教授讲座笔记

一、教学查房意义

定期开展针对住院医师的教学查房活动,是促进住院医师成长的重要的床边教学形式。教学查房集中体现了一个医院、一个科室和一位带教医师的医疗水平和教学水平,其重要性突出表现在:一是完成好住院医师规范化培训的重要环节和手段;二是书本知识和临床实践结合的重要途径;三是潜移默化、言传身教的重要课堂;四是培养临床师资、建立教学梯队的重要之路。因此,各住院医师规范化培训基地应高度重视教学查房这种教学形式,营造氛围,形成制度,规范运作,务求实效。

二、教学查房要点

(一)教学查房前的准备

带教医师方面

1. 病例准备。选择原则:有教学意义的典型病例;有利于培养临床思维能力,需进一步明确诊断或有治疗意义的病例。

2. 教学准备。包括教学内容、重点与难点、教学方法与手段、作业与参考文献。若需要,可准备PPT。

参加教学查房的住院医师的准备。

1. 要准备汇报病例的所有资料,包括查房病历、辅助检查资料等;

2. 查房前要到病人床边看病人,要求住院医师带着问题参加查房。

(二)教学查房的流程

1. 开场白。由主持教学查房的带教医师向参加查房的全体人员简要说明此次教学查房的目的和注意事项。

2. 主管住培生汇报病历(一般在办公室,限定时间5分钟左右)。包括简要汇报病史、体格检查、辅助检查中的阳性发现及有意义的阴性所见;提出初步诊断和问题。这个时间,带教医师可进一步核对病历。

3. 带教医师床旁核对病史和体格检查。要求带教医师基本功要过硬! 首先,带教医师通过在病人床旁核对重要的病史、补充询问遗漏的病史，向住培生们传授病史采集的技巧和方法，强化住培生们问诊的基本功训练。其次，请住培生做重点体格检查。带教医师补充遗漏的部分，纠正不规范的体格检查操作手法，借此机会，手把手地指导住培生体格检查，并有针对性地进行规范示教。再次，通过床边与患者的交流，如了解患者对治疗的依从性，进行必要的指导，根据具体情况解答患者的疑问，感谢患者的配合，说明下一步将对患者进行的检查和治疗计划。指导住培生医患沟通的技巧。

4.讨论（一般在医生办公室进行）。讨论的每一步骤应先由住培生进行分析，随后由带教医师进行补充、纠正和指导。

1）小结病例特点。带教医师对病历书写进行检查主点评，指出不足之处；避免简单重复病历，但要求条理清晰；对重要的特征性的辅助检查进行判读。

2）诊断与鉴别诊断（强化临床思维训练）。提出初步诊断（强调规范和完整的诊断）、诊断依据（要求条理清晰，重点突出）；提出鉴别诊断及其依据(强调鉴别要点)。

3)诊疗计划。包括病情评估;进一步检查;治疗方案(近期、远期);根据患者情况进行健康指导。

4)总结。应基本包括:指出住培生应掌握、熟悉、了解的内容;还需要思考的内容;建议阅读的资料和思考题。

(三)教学查房注意事项

1. 带教医师及参与教学查房的人员应态度认真、情绪饱满、语言亲切、仪表端庄,注意保护性医疗制度。

2. 在教学查房过程中应注意培养和树立医学生良好的医德医风、注重专业素质的培养,并适时训练临床沟通技能。

3. 一个规范、完整的教学查房时间一般控制在1小时左右。病房空间应尽量宽敞,病房无陪护或探视家属等无关人员,减少干扰。

4. 有关技术要求,务必做到突出“三基三严”(基本理论、基本知识、基本技能;严肃、严格、严谨);基本概念一定要讲准确、清晰;紧密结合病人情况进行分析、讨论,可适当介绍相关新进展,但要力避变成"小讲课";分析、讨论时师生之间一定要有互动,必要时采取提问方式使学生紧跟教师思维,及时纠正学生错误的概念和思维方法,及时回答学生提出的问题,体现教学相长,注意应用相关的英语词汇,使用规范、统一的专业术语,授之以"渔",引导学生举一反三,学以致用。(作者:徐宏伟)

53. 如何指导住院医师正确、规范书写病历?

以2010年原卫生部发布的《病历书写基本规范》为基本依据,要求住院医师能够规范正确书写病历。带教老师在日常教学指导中要认真纠正其书写中的错误部分,鼓励各基地医院定期组织住院医师病历书写的评比和点评。日常指导病历书写,应特别注意以下几个方面:

在主诉方面:主要症状描述准确无误;发病时间无遗漏、无错误;主诉叙述符合相关要求(如主诉不能使用诊断用语,也不可过于烦琐等)。

现病史方面可能出现的错误:起病情况及患病时间叙述不清,或未说明有无诱因与可能的病因;发病经过顺序不清,条理性差或有遗漏;主要症状特点未加描述或描述不清；伴随症状描述不清；有关的鉴别症状或重要的阴性症状描述不清；诊疗经过叙述不全面；一般状况未叙述；现病史与主诉内容不一致等。

其他病史书写容易出现的错误：项目有遗漏；有关阴性病史未提及；顺序错误等。

体格检查方面容易出现的错误：项目有遗漏；顺序错误；结果错误；重要体征特点描述不全或不确切；专科情况描述不全或不确切。

辅助检查方面容易出现的错误：血尿便常规、重要化验、X 射线、心电图、B 超等相关检查遗漏或描述不正确。

诊断方面易出现的错误：主要诊断及主要并发症有错误或有遗漏、诊断不规范（如甲状腺功能亢进、风心病等）；次要诊断遗漏或有错误、不规范；诊断主次顺序错误等。

首次病程日志病例特点方面易出现错误：内容有遗漏；条理性差（未逐条列出，叙述过繁等）；顺序错误（一般项目、症状、体征、辅助检查等）。

诊断分析方面易出现的错误：诊断依据不足；未做必要的鉴别诊断、缺少鉴别的依据或方法;仅罗列书本内容,缺少对本病例实际情况的具体分析与联系。

诊疗计划方面易出现的错误:有错误或有遗漏;针对性差等。

病程记录方面易出现的错误:病程记录不及时、入院后 3 天无病程记录,长期住院病人超过一周无病程记录;病程记录不能反映三级查房的意见;病程不能反映病情变化、无病情分析、对重要化验及其他辅助检查结果无分析评价、未记录病情变化后治疗措施变更的理由;危重病例无抢救记录或记录不及时、不准确;长期住院病人无阶段小结,无交接班记录;会诊记录单及各种记录检查单填写有缺项(姓名、病历号、日期、诊断、签名等)。

在病程记录书写中辅助检查接到危急值班报告,应及时处理并书记录,包括处理后的随访。

54. 如何规范化书写 SOAP?

SOAP 是美国临床药师协会推荐的药历书写格式,事实上这也是美国绝大多数药师采用的一种格式。SOAP 药历:S(Subjective),即主观性资料,包括患者的主诉、病史、药物过敏史、药品不良反应史、既往用药史等;O(Objective),即客观性资料,包括患者的生命体征、临床各种生化检验值、影像学检查结果、血、尿及粪培养结果、血药浓度监测值等;A(Assessment),即临床诊断以及对药物治疗过程的分析与评价;P(Plan),即治疗方案,包括选择具体的药品名称、给药剂量、给药途径、给药时间间隔、疗程以及用药指导的相关建议。借鉴这种方法书写病历,应注意以下几个方面:

(1)主诉　①以症状为主,不要出现疾病的名称(如无法用症状描述的可写疾病名称):如糖尿病、高血压字眼,可写成"发现血压高2年,血糖高4年,冠脉支架术后3年等",或写症状,如间断头晕3年,间断胸闷3年,多尿2年等"。②主诉多于一项,患有多种慢性病,需进行管理则按发生的先后次序列出,并记录每个症状的持续时间,主诉应简明精炼,每一项不多于20字。③格式为:按照时间顺序写成问题一,问题二等。如问题一:间断头晕3年,加重2天。问题二:冠脉支架术后2年。说明:目前可将需管理的高血压、糖尿病、冠心病、脑梗死4种慢性病均写在主诉中,如患有其他慢性病如骨关节病、高脂血症、COPD 等虽也需管理,可在既往史中详细描述。

(2)现病史　①就以上的问题详细记录患者:a. 发病时的症状、伴随情况及与鉴别诊断相关的阳性或阴性症状。b. 诊疗过程(包括诊断疾病的医院,治疗用药、效果、副作用)。c. 目前疾病控制情况的问题,并发症情况,格式为一个问题一段写,每一段开头错两个字,如:患者 3 年前出现头痛、头晕,在当地测量血压发现……患者 2 年前突然出现剧烈心前区痛疼,在 XXX 医院就诊,心电图……②药品名称要加“ ”,如“倍他乐克 25mg Bid”,不能用缩写,如 ASP。③单位及服药次数统一,即写英文全为英文,中文全为中文,如 mg 或毫克,Bid 或 2 次/日。④患者的检查最好标明日期,如 1 年前查 XXX 或 2008 年查 XXXX,若不知日期可写为曾经查过 XXXX,近半年或 1 年未再复查

(3)生活习惯　与健康问题相关的生活习惯。如饮食、运动、生活习惯、烟酒嗜好、心理平衡、遵医嘱性等。①饮食情况:主食多少,食油多少,但不要写总热量达标,这应该是大夫评估的

结果。②运动情况:运动强度包括运动持续时间、运动方式、运动量评估(心率或自我感觉)。③工作环境、社会环境、家庭环境等。

(4)查体　不能单写正常,无特殊等,要具体写内容,如咽无充血等。

(5)评估　①诊断。a. 每个疾病为一行,若疾病下有并发症等,错两个字(空2格)写,如:b. 型糖尿病糖尿病肾病高血压2级(高危)冠心病陈旧下壁心梗冠脉支架术后心功能Ⅱ级。c. 必须写中文,不能出现英文,如DM。②鉴别诊断。a. 诊断明确的慢性病可写“诊断明确无须鉴别”。b. 初诊或诊断不明确的慢性病,需写欲鉴别的疾病,但鉴别依据应在现病史中显现。③存在的健康问题。结合本患者主诉、现病史、查体(包括已进行的辅助检查结果)、生活习惯等进行评估,包括以下几方面:a. 本患者目前存在的危险因素:如吸烟、肥胖、少运动等。b. 目前疾病的状态评估,如:血压控制不佳,冠心病平稳等。c. 是否存在并发症,或并发症目前不祥。d. 目前患者情况的综合评估,如:依从性、家庭支持度、社会压力、是否存在心理问题等。

(6)计划　①检查计划:就本患者近期要进行何种检查和辅助检查,不必写每半年查血糖、血脂。此次建议患者行某某检查(因患者可能会拒绝或需要去外院检查,所以用建议字眼),若本次无须检查,则不必写,或可写2个月后复查血脂等。②药物治疗:目前患者血压控制可,继续服用目前用药,写成处方形式。目前患者血压仍偏高,建议患者加用拜新同30 mg/d治疗,并把所有的药物写成处方形式。所有的调药均要写明原因。次项为医生建议用药明细,非患者目前用药明细。③非药物治疗　a.包括饮食、运动、心理调节等。b.无论患者有多少种疾病,均要把患者看成一个整体来制定计划,如患者有糖尿病和冠心病,则运动量就应以心功能所能承受的运动量为准,如患者有严重的关节病,就不应强行行运动治疗。c.就患者评估中存在的危险因素和问题进行非药物治疗,如肥胖要减体重,给出具体可行的方案;如有抑郁,则可和家属商定共同有效的治疗方案等。d.如果目前非药物治疗效果良好(或如果目前生活方式良好),则可写成:目前患者每天总热量摄入达1900卡,摄入合理,维持目前饮食治疗。要具体写出患者的实际情况,分析是否合理,最后做出是维持现状还是调整的决定。

(7)医生建议　即医生希望患者做什么,可以包括以下一些内容。①建议患者纳入规范化管理。②建议患者服用阿司匹林。③建议患者加用拜新同,注意有无心悸、水肿等副作用等。

SOAP　病例汇报评价表(参考格式)

考官姓名:________　工号________

日期:______年____月____日 [ ]上午 [ ]下午 [ ]晚上

考生姓名:____________　学号/工号________

考生身份:[ ]住培1[ ]住培2[ ]住培3 或[ ]见习 [ ]实习

考核地点:[ ]门诊 [ ]急诊 [ ]住院　其他________

考核目的:[ ]资料收集　[ ]诊断　[ ]治疗　[ ]病情咨询建议

病历号:______ 年龄:____　性别:____　病房:____ 床号:____

病例复杂程度:[ ]低　[ ]中

[ ]高

	缺项	叙述内容不完整		内容条理性	
		遗漏重要内容	未遗漏重要内容	内容完整但条理性稍差	内容完整且有条理
Subjective;主观的					
1. 主要症状和体征描述	1	2	3	4	5
2. 损伤过程描述	1	2	3	4	5
3. 既往史及药物治疗情况	1	2	3	4	5
4. 药物过敏史	1	2	3	4	5
5. 其他可能相关的病史	1	2	3	4	5

续表

	缺项	叙述内容不完整		内容条理性	
		遗漏重要内容	未遗漏重要内容	内容完整但条理性稍差	内容完整且有条理
Objective 客观的					
1. 生命征	1	2	3	4	5
2. 心肺查体	1	2	3	4	5
3. 受累系统重点查体	1	2	3	4	5
a）阳性体征	1	2	3	4	5
b）相关阴性体征	1	2	3	4	5
Analysis 分析					
1. 简单总结资料	1	2	3	4	5
2. 列举问题	1	2	3	4	5

续表

	缺项	叙述内容不完整		内容条理性	
		遗漏重要内容	未遗漏重要内容	内容完整但条理性稍差	内容完整且有条理
3. 按照问题所制定的计划	1	2	3	4	5
4. 结果和随访	1	2	3	4	5
Plan 计划					
1. 安排检查(辅助检查、影像学)	1	2	3	4	5
2. 指导	1	2	3	4	5
3. 操作	1	2	3	4	5
4. 药物治疗	1	2	3	4	5
5. 健康教育	1	2	3	4	5

续表

	缺项	叙述内容不完整		内容条理性	
		遗漏重要内容	未遗漏重要内容	内容完整但条理性稍差	内容完整且有条理
6. 下一次见面或随访时间	1	2	3	4	5

观察时间______分钟　　反馈时间______分钟

考官满意度	1	2	3	4	5	6	7	8	9
	不满意			满意			非常出色		
考生满意度	1	2	3	4	5	6	7	8	9
	不满意			满意			非常出色		

考官对于考生表现的主要反馈要点:完成较好部分:

可以改进部分:

不足部分:

55. 如何运用 LAP 评价住院医师的独立门诊能力?

LAP 评估,是一种促进住院医师应诊能力规范改进与提升的有效手段。住院医师应诊能力的不断改进是提高全科医疗服务质量的保障,在住院医师培训中,用于评价其应诊能力和临床思维能力的工具很多。近年来,北京方庄社区卫生服务中心在全科医生带教中引进列斯特评估量表(LAP) ,充分借鉴国外全科医生应诊能力评价中的应用和经验,经实践与探索,取得了较好的培训效果。

(1)LAP 评估的核心思想及指标构成 “医生在接诊时,要全身心关注和聆听病人的生命和健康问题,并提供帮助”这一核心思想,作为住院医师应诊能力和表现的评估工具。对接受评估的住院医师的评分标准,每次为 100 分,分七大项 39 小项。具体评估指标如下:

列斯特评估量表(Table 1 Leicester assessment package)

接诊和病史采集(20 分)

向患者做自我介绍

让患者感觉放松

让患者详述就诊的主要原因

专心聆听

把患者用的不恰当的词汇理解清楚

发问用简单和清晰的问题

恰当地使用沉默

留意患者的语言和非语言线索

识别患者就诊原因

从患者和/或其病历中找到相关和特异性信息帮助鉴别诊断

适当地考虑患者的生理、心理和环境因素

有条理地收集资料

体格检查(10 分)

熟练掌握体检技巧,检查时注意患者感受

适当地使用仪器

患者管理(20 分)

依据所得到的资料和所处环境,与患者一同制定适当的管理计划

善用化验、转诊和药物治疗

精确、恰当地利用时间

向患者做适当的解释和安慰

核实患者的理解水平

适当地安排复诊

解决问题(20 分)

形成恰当的诊断,或根据所处环境确认问题所在

寻求相关的、鉴别性的体征帮助确定或推翻原诊断

正确地分析和应用所得到的资料(包括病历、体检和化验结果)

有能力将基础、行为和临床科学知识应用于鉴别、管理和解决患者的问题

知道自己医学知识的不足之处,做出的决策对患者无伤害

医生行为和与患者的关系(10 分)

与患者建立一种友善、专业和道德的关系

敏锐地知道患者的需求

了解患者和医生对彼此的态度会影响患者管理和医患合作及依从性水平

预防性治疗(10分)

把握教育患者防治疾病及保健的机会

充分解释预防胜于治疗的方法

跟患者合作促进健康的生活方式

病历记录(10分)

准确、清楚、适当地记录每次医患沟通和转诊

最低限度的记录须包括以下信息:

应诊日期

相关病史和体格检查发现

如需要开药,药物名称、剂量、数量以及与患者密切相关的特殊

预防措施

实施的所有测量,比如血压

诊断/问题

管理计划的框架,实验室检查整理和复诊安排

(2)如何组织实施 LAP 评估　在硬件条件方面,首先要有一间能够同步录播视频的示教门诊,能够实现将受评者的接诊情况录像完整清晰地转播到另外一间讨论室。评估时,接诊者正常应诊,独立应对真实病人或标准化病人。其表现情况,由在另外一间讨论室同步收看的指导老师或住院医师同事们,按 LAP 表进行逐项评估。实施的基本程序和一般步骤为:

1)观察者(评估者/考官)的选择:对每一个应诊过程的评估均需要至少两位观察者,每一项评估工作则需要根据评估任务和要求、学员数量的多少来确定适量的观察者人数。

2)观察者的培训:在评估工作开始之前,需要对所有参加评估的观察者进行严格的培训,让每一位观察者首先熟悉 LAP 各条目并统一评估方法和标准。

3)被观察者(被评估者/学员):全科医生、医学生、基层护理人员等。

4)样本量(所有被观察者接诊总数):根据研究或评价工作的需要有所不同,当前文献报道 34 ~ 5 580。

5)选择 LAP 版本：多数国家选择根据各自国家特点修订后的 LAP。

6)评估时间：对每位被观察者的观察时间约为 2 小时。

7)评估者适当的提问：在被评估者的应诊过程中，评估者要在适当的时候提出问题，一般包括：a. 在最初病史采集结束时，该阶段的诊断假设是什么？为什么？需要做哪些物理化学检查？b. 在体格检查结束后，通过体格检查发现了什么？这些结果如何影响你的诊疗思维？c. 在患者离开后，你如何选择管理计划？

8)反馈和提出改进建议：评估者根据 LAP 评价结果可以向被评估者提出改进建议和措施。

(3)LAP 评分标准　分为 A、B、C +、C、D、E 6 个等级。A（85% 及以上）：所有评估条目均熟练掌握，即标准技能。B（75% ~ 84%）：熟练掌握绝大部分条目的技能和能力。C +（65% ~ 74%）：在绝大部分合适的病例中，对大部分条目的掌握达到较高的或满意的标准。C（55% ~ 64%）：对大部分条目的掌握达到满意的标准，在部分条目中有小的遗漏和/或缺陷。D

(45% ~54%):在几个条目中掌握不足,但是没有核心内容的遗漏和缺陷。E(44% 及以下):出现几个主要的遗失和/或缺陷,不被接受。

编后语:自 1994 年 Fraser 提出 LAP 评估工具以来,得到不同国家和地区(包括英国、美国、科威特、中国香港等)学者的关注和发展,目前广泛应用于医学生和临床医生应诊能力的形成性和总结性评价中。2010 年,澳大利亚学者 Jiwa 等对 6 名全科医生的 34 次应诊进行了 LAP 评价。通过这些评价不断验证了 LAP 的有效性、可靠性、可接受性和灵活性等。

(注:本文参考了陈丽芬、贾建国、路孝琴等人相关研究文章,在此一并致谢!)

56. 规范化培训期间住院医师工作任务有要求吗?

住院医师在科室轮转培训期间,在带教老师指导下,一般管理病人床位数应大于 5 张,不超过 10 张。在内科、外科、妇科、儿科等主要科室门诊平均日接诊量应大于 20 人次;急诊平均日接诊量应大于 15 人次。如住院医师通过执业医师资格考试,并在基地医院注册,可适应增加临床工作任务，并相应给予其劳动报酬。

57. 如何保障不同培训对象的培训公平性？

严格按照培训标准及相关政策要求，对所有住院医师的培训一视同仁；培训待遇上，同等条件者收入应相对持平；在技能训练、门诊带教、手术教学过程等教学活动中给予均等的机会。

58. 基地医院如何对住院医师进行过程考核？

过程考核包括日常出科考核和年度考核。出科考核应建立并逐步丰富院内考试考核的题库，力避考核过于简单化，出科考核形式应包括理论考试（书面或人机对话方式）、技能考核（单项或客观结构化均可）、临床真实病例或标准化病人（SP）的考核，紧紧围绕相关专业培训内容和标准进行，力保每轮转一个科室均能按要求达到相应的能力要求。年度考核的主要内容为住院医师在该年度的医德医风、学习及工作表现、完成培训细则要求的情况、日常及出科考核情况，同时也应体现出住院医师能力逐年提升的特点和要求。年度以百分制形成综合评定。培训对象年度考核成绩可作为选送单位职工年度考核的依据。对住院医师的日常评估和考核重点不在成绩,而在于及时发现住院医师的能力短板,并及时给予反馈和强化。各基地应把日常评估及过程考核作为住培教学的一种重要的方式和手段。

59. 住院医师规范化培训期间需要参加哪些考试?

(1)必须参加基地医院组织的各类过程考核　如日常考核出科考核、年度考核等。以培训内容和标准为依据,主要考察是否达到培训要求的临床基本能力。

(2)必须参加全国统一的执业医师资格考试　培训期间如不能通过执业医师资格考试,将没有资格参加住培结业考核。

(3)自愿参加同等学力认定考试　住院医师培训期间可申请同等学力认定,参加国务院学位办组织的同等学力认定考试。有机会获得硕士专业学位。

(4)培训期间获得住院医师规范化培训合格

证书　并完成住培相关专业培训内容和时间要求的，应参加省级卫生计生行政部门组织的结业考核（主要考察临床思维及独立的临床工作能力）。考试考核通过者，可获得住培合格证书。

60. 如何组织好住院医师过程考试考核？

住院医师的过程考核主要包括日常考核、出科考核和年度考核，由所在培训基地具体负责。住培过程考核是规范化培训过程中一个十分关键的环节，直接关系到住培的质量，是提升培训效果和质量的牛鼻子。各培训基地应不断加强和完善住院医师过程考核工作，研究制订相关具体办法和规章制度，规范过程考核流程，组建和丰富住培各相关专业考试考核题库，科学规范考核评价方法和指标体系，不断提升住院医师过程考试考核组织管理能力，充分发挥考试考核对住培工作的推动作用。

（1）考核前　一是要认真审核学员的培训登记手册，仔细查阅培养细则中要求在轮转科室应掌握的病例数、病种数以及基本技能操作的完成情况。二是成立考核小组或明确考核责任单位，由考核小组或考核责任单位对学员轮科期间所需掌握的基础理论、基本技能以及应具备的基本素养进行量化考核,承担具体考务工作。三是确定考核形式,无论是出科考核还是年度考核,均应采取综合考核手段,立体式对住院医师进行能力的考评和认定。考试考核的方式、方法、题目、难易程度等,均应依据相关住培专业内容和标准,紧紧围绕住院医师本阶段所应具备岗位胜任力来组织。一般考核的形式包括:理论考(试卷考、人机考、手机考等)、病历书写或修改、技能操作、基于SP或真实病人的应诊能力考察以及客观结构化的多站式考核等。四是鼓励各专业基地组建出科及年度考核题库,并不断从临床真实病例中挖掘、形成、丰富住培日常考试考核题目。

(2)考核中　一是应采取导师回避的多方参与原则;二是参与的考官认真、负责,对住院医师评价应客观公正,并严肃考核纪律;三是考核全过程有记录,有科学规范的评判标准;四是做好考核所需的教具等保障工作。

(3)考核后　一是及时评分和反馈。考核小组根据学员考核情况,结合评分细则进行现场评判，指出操作过程中出现的问题，并提出有针对性的建议，旨在强化学员临床思维能力的训练，同时也使住院医师就自身存在的弱项有针对性地去完善。二是做好教学档案及资料留存工作。三是及时总结经验和不足，以便下一次考核工作借鉴。

(4)注意点　出科考核的重点是考察住院医师在轮转完某科室后，按照住培专业培训的内容和标准，是否全面掌握相关知识和技能，达到了相关能力要求。而年度考核的重点是考察住院医师一年来综合运用所学知识和技能的临床工作能力，且不同年资住院医师要体现出不同的能力要求，促进住院医师综合能力螺旋上升，最终全面完成住培所要求达到的基本目标。除了出科考核和年度考核之外，各培训基地也应强化针对住院医师的日常评估，认真组织开展日常各项住培教学活动。

61. 住院医师规范化培训结业考核的主要形式是什么？

住院医师规范化培训结业考核分为理论考试和技能考核两部分。

理论考试需采取国家统一题库，内容以临床案例为主，题型以选择题为主，自 2017 年起将采取人机对话的考试形式。

技能考核一般采取客观结构化临床考试（英文缩写 OSCE）。美国的全国医师考试委员会（NBME）研究认为医学生应当具备下列临床能力：收集病史；体格检查；运用诊断性辅助检查；诊断能力；做出医疗决策能力；执行医疗决策能力；继续医疗决策能力；继续治疗护理能力；正确处理医患关系；职业态度。然而，OSCE 实际上就是针对以上各种评价目的所能采用的各种评价手段的综合体，是目前较全面的评价体系。其考核标准是统一的；对于考生临床技能的评价具有广泛连续性；所采用的测试手段与临床实际情景结合地非常密切。OSCE 的一般模式如下。

（1）每个考生要经过 10 ~ 20 个不同的考站　每个考站使用时间约 5 ~ 15 分钟不等，且所有考生都要通过相同的考站。

（2）每个考站测试考生的一种临床能力　每种临床能力的测试可以在一个考站或多个考站进行。

(3)在一些考站考生要进行操作　在其他考站考生可能通过笔试形式回答问题,此问题可能与前面考站检查过的SP有关或与同一考站的病人问题处理、病人的各项辅助检查有关。

(4)每个操作性考站一般有两名考官　使用预先设计的考核表格给考生打分。

62. 如何发挥SP在住培教学及考核中的作用?

标准化病人(standardized patient,SP)也称模拟病人(simulatedpatient),或者病人指导者(patientinstructor),是指从事非医疗技术工作的正常人或病人,经过培训后能够扮演病人,并充当评估者和教师在设计好的表格中记录、评价医学生的临床实践技能。国外在20世纪六七十年代已经开始使用模拟病人。Stilman等对美国和加拿大136所医学院校标准化病人应用情况进行了系统的问卷调查,结果表明,94所院校在其课程中不同程度地使用了SP。近年来,人们对SP的应用更加重视,大量实践已经证明,SP对于学生交流技能和查体技能的训练是非常有效的。因此,SP被越来越多地用于住院医师的训练和评估。

以呼吸科教学为例,受传统教育思想的影响,医学生习惯于背诵书本知识以应付考试而轻视临床技能的训练,致使他们在毕业后很长一段时间里很难独立胜任临床工作。如何提高医学生的临床能力已经是医学教育中重要而棘手的问题。因此,尽管有各种争议存在,SP 的应用已经是大势所趋,也更符合人文关怀的选择。

由于目前医学生的临床实习大多都在三级甲等医院,医院的分科较为细致,而每个科室又都具有各自的特点。比如:呼吸内科疾病常常涉及一些与呼吸系统相关的症状,而医学生在询问病史的时候可能会询问一些该疾病所缺乏的症状来进行鉴别诊断。如果 SP 没有经过呼吸内科的专业培训 ,在被问及有无一些伴随症状时,可能会出现回答的结果与真实病症不一致,这会影响医学生的诊断分析,从而影响教学效果。所以,将一些呼吸科的简单知识引入 SP 的培训对于提高呼吸科临床教学的效果势在必行。

(1)标准化病人(SP)的选择　SP 可以是有或无某些阳性体征的病人,也可以是健康人。他们是模拟病人或医学教学的特殊工具,融演员、评分员、教员3种角色于一体 。在教学考试中首先扮演病人,逼真地表现出病人的症状,供医学生问诊和体格检查,然后对学生的表现加以评分,最后给予信息反馈,指出学生的优点、遗漏或错误之所在。SP应该具有以下基本素质:①SP的工作是角色扮演,所以他们必须能表现出真正病人的反应。不但要非常熟悉所扮演的角色,并且还要能演出该病人的表情、声音与动作。②SP必须具备良好的沟通技巧,并能接受学生的碰触及检验。在进行面谈及检查时能够很专注,在面谈结束后,能够正确回忆学生的表现,并记录于事项清单。此外,还必须直接给予学生回馈意见。标准病人必须在一段时间内重复演出数遍,而他每一次的表现都必须完全相同。③体力、记忆、注意力好。④守时、可靠、有弹性。⑤根据角色的需要,应有合适的年龄和性别。

在呼吸科SP的选择方面,应该着重于以下人群:①呼吸内科常见慢性疾病的家属:这类人群对患病亲属的病情比较了解,对于所患疾病不适症状非常清楚,出于对亲人病情的关心,会通过各种途径了解相关疾病的一些知识,对该疾病的常见症状、临床表现记忆深刻。这类疾病包括:支气管哮喘、慢性阻塞性肺疾病等。②曾经患某些急性呼吸系统疾病经治疗痊愈的患者,如:大叶性肺炎、自发性气胸等等。此类人群曾亲身经历了疾病的发病、起病症状以及治疗经过,能比较真实地反映该疾病的临床表现,更有利于学生的问诊以及诊断分析。③某些慢性疾病的缓解期病人,症状经治疗长期得到控制,如:结节病、支气管扩张的患者,此类患者长期正常生活,不受病情困扰,对于疾病也亲身经历。当然,他们应是热心支持医学教育事业的患者,此类人群的优点是不仅能准确反应疾病的常见症状、发展经过,而且还可以有一些与疾病相关的阳性体征。比如:支气管扩张患者可能存在杵状指,相比于其他标准化病人(SP),这些优势显而易见,更有利于学生对疾病的认识。

目前,国内有观点倾向于培训高年级医学实习生作为标准化病人(SP),认为他们时间相对灵活,可以用于辅助低年级临床诊断学问诊学习和考核,对高年级的学生来说可以巩固医学知识和技能,对低年级学生来说也能提高学习和考核的效果。但是其缺点在于,医学实习生作为临床医务工作者,在扮演SP的时候可能存在导向性的语言和无意识的暗示。在当前标准化病人(SP)资源紧缺的情况下,这种方法如果能达到预期效果则具有进一步推广的必要。

(2)标准化病人(SP)的培训　呼吸科SP的培训主要包括3个方面,分别是:提供病史和体格检查者、充当评估者及作为教师的培训。

首先,将SP作为提供病史和体格检查者的培训。受训者应该遵循的几项基本原则为:①守时:按约定的时间准时到达,若有事不能来应提前通知,以确保不会耽误医学生的考核。②表演忠实于案例:SP应有责任了解他所演出的个案,且依照训练时的指示来表演。③回馈信息:标准化病人有责任提供有用且能促进学生学习的回馈信息,对于学生无法进行的事项,不要给予负面回馈。若学生行为失当、怀有敌意或异常烦恼,SP应让负责教师知道,切勿自行安抚学生。④保持中立:工作过程中应避免使用判断性的语句,无论其所说的话是支持的还是反对的。这是确保SP的工作效果和达到教学目标的基本原则,也是SP应具有的最起码的职业道德。

培训应因材施教,集中培训。培训要点包括:①相关医学基础及临床知识普及;②在真实病人床旁观摩、实践;③学习情境演示和必要的化妆技巧;④掌握考核时的得分点。医学知识介绍是培训的主要内容,学习简单的解剖学知识,要求SP掌握各重要脏器的定位,从而理解不同疾病所引起的不同部位的不适,这是SP培训过程中必不可少的一步。就呼吸内科SP培训来说,主要是针对呼吸科的常见病和多发病进行,对常见症状的特征描述尤为重要。比如:胸膜炎引起的胸痛症状表现为锐痛,与深呼吸和咳嗽有关;右下叶肺炎有时需体现出腹痛的症状;对痰液形状以及咯血性质与量的描述应着重培训。此外,还可以疾病为单位,进行病史、症状、体征和辅助检查结果的培训,每个SP强化培训数种常见疾病,这样可以使SP更加熟练化、病种专业化,不仅减轻了SP的负担,也可以使SP的作用发挥出最大的效果。

其次,将SP作为"评估者"进行培训。以SP作为评估者不仅要求SP掌握作为病史提供者和体格检查者所需的技能，还必须关注学生在SP应用过程中的言行举止，做出正确的评估并精确地完成评估表。这需要培训教师针对不同场合设计出与之相适应的评估表，并详细地逐一解释评估表中的各个项目，让SP有意识地在学生考核过程中留心评估内容。由于国内各医学院在医学生的考核方面尚未将SP的评估结果纳入考核成绩的计算范围内，应用价值不大，而且增加培训内容势必会加大人力、财力的投入，所以目前这项培训在国内尚不普及。

最后，将SP作为“教师”进行培训，这是SP培训中的最高程度。经过培训，SP能出色地完成作为“提供病史和体格检查者”以及“评估者”两项任务，还要知道学生的问诊内容是否必要、有无漏问、体格检查方法是否正确，并适时指导学生应该怎么做。培训要求SP应知道各种疾病需要问诊的内容，如何正确地做体格检查。例如：患者如果患有胸膜炎时，深吸气胸痛会明显加重，而学生在给病人体检听诊呼吸音时常会要求患者做深呼吸，这时SP就应该给予指导，提醒学生这样会加重患者的痛苦，尽量不要听诊时间过长。当然,达到这一程度的 SP 人员,需要有较好的表达能力、较高的文化程度、较长时期的精心培训。

(3)标准化病人(SP) 具体操作和效果评估

在 SP 的实际操作方面,可以将 SP 用于临床教学和临床技能考核(如:出科考试),采用随机、对照、双盲(学生和 SP 均不知情)的研究方法,比较传统教学方法和将 SP 引入后的教学效果。最后进行总结,将学生的意见和 SP 的评分向双方反馈,全面评估教学效果,总结经验,提出进一步改进的方案。SP 的应用是现代医学教育及教学成果评估的必然趋势,而我国的 SP 培训刚刚起步。建立客观、有效和可靠的临床技能评估体系是目前临床医学教育的重点研究课题之一,SP 的培训和应用在这个方面凸显了特有的优势,为临床技能教学与评估的改革提供了一种新手段,而 SP 的进一步发展将逐渐深入到细致的三级学科,所以及早将 SP 的培训引入呼吸内科将是大势所趋。

(本文参考中文科技期刊数据库有关资料)

63. 如何对住院医师进行日常培训评估?

(1)推荐方法一　360度评估。如美国华盛顿大学医学院编制了职业道德和人际沟通能力的360度评价量表。内容包括指导教师评价、自我评价、护士评价、患者评价、管理者评价和同行评价6个调查表,按调查表的细化指导可分析住院医师在职业道德和人际沟通能力方面的360度评价数据,了解在培住院医师职业道德和人际沟通能力的现状、优势及不足,以便对住院医师培训内容和重点进行有针对性的调整。

(2)推荐方法二　雷达图分析法。如浙江大学一院创新采用"胜任力雷达图"(Competency Radar Chart,CRC)对师资及学员能力进行动态追踪。CRC各点代表胜任力的不同评价维度;其覆盖面积呈现师资、学员的综合能力,发现"胜任力短板";CRC动态展现师资、学员的能力成长历程,实现培训精细化管理,达到住培质量持续提升目的。

(3)推荐方法三　Mini－CEX。Mini－CEX(Mini-Clinical Examination Exercise),迷你临床检

查练习是 American board of internal medicine（ABIM）发展的一套基于真实病人的培训体系，其目的是在真实的环境下对医学生的某些技能进行练习及测试的方法。首先制定通用 Mini-CEX 评分表，一部分为记载病人基本信息内容，以及学生和评判教师的姓名，另一部分从病史采集、体格检查、医德医风、医患交流、临床诊断、治疗方案、整体评价等方面建立评分细则和标准，每项的满分为 10 分。并由教师评判整体满意度。在评分表制定以后，请相关专家修改并定稿备用。

迷你临床演练评估量表（参考格式）

教师：□主任医师　□副主任医师　□主治医师　□高年资住院医师

学员：姓名____________专业____________ID 号：____________

学员类型：□住院医师 □硕士研究生 □博士研究生 □实习医师

其他：__________________________

时间：______年____月____日____时

地点：□病房　□门诊　□急诊　□重症监护室

病人:□男　　□女；　年龄:______岁;□新病人　□旧病人

诊断:______________________________

病情严重程度:□轻　　□中　　□重

诊治重点:□病史采集　□诊断　□治疗　□健康宣教

1. 医疗面谈(□未观察)

劣　□1□2□3　|　□4□5□6　|　□7□8□9 优

2. 体格检查(□未观察)

劣　□1□2□3　|　□4□5□6　|　□7□8□9 优

3. 人文关怀(□未观察)

劣　□1□2□3　|　□4□5□6　|　□7□8□9 优

4. 临床判断(□未观察)

劣　□1□2□3　|　□4□5□6　|　□7□8□9 优

5. 沟通技能(□未观察)

劣　□1□2□3　|　□4□5□6　|　□7□8□9 优

6. 组织效能(□未观察)

劣　□1□2□3　|　□4□5□6　|　□7□8□9 优

7. 整体表现(□未观察)

劣　□1□2□3　|　□4□5□6　|　□7□8□9 优

直接观察时间:__________分钟;反馈时间:________分钟

教师对此次测评满意程度:

劣　□1□2□3　|　□4□5□6　|　□7□8□9　优

教师的评语:

教师签章:　　　　　　学生签章:

(4)推荐方法四　DOPS,即采用“操作技能直接观察评估表 Direct Observat ion ProceduralSkills”对住院医师的技能操作直观量化打分。

DOPS 评价表

直接观察操作技能考核

评价人:是否接受过评价方法和反馈方法的培训?

○是　　○否

评价人:　　　　　　　　　　　评价日期:

评价人:○副高及以上专业医生　　○ 全科医生

○其他

受评人:　　　　　　　　　　　培训年限:

○YI　　○Y2　　○Y3

病人临床情况:

评价场所:○急诊室　　○病房　　○其他

病人:　年龄:　　性别:　　○初诊

○复诊

操作

	低于其培训年限期望值	较低于其培训年限期望值	临界状态	达到其培训年限期望值	较高于其培训年限期望值	高于其培训年限期望值	未观察到无法评价
1. 对适应证、相关解剖位置及操作技术的了解程度							
2. 获得知情同意							
3. 操作前准备							

续表

	低于其培训年限期望值	较低于其培训年限期望值	临界状态	达到其培训年限期望值	较高于其培训年限期望值	高于其培训年限期望值	未观察到无法评价
4. 术前麻醉							
5. 操作技术的熟练程度与安全性							
6. 无菌操作							
7. 与助手协作							
8. 操作后处理							

续表

	低于其培训年限期望值	较低于其培训年限期望值	临界状态	达到其培训年限期望值	较高于其培训年限期望值	高于其培训年限期望值	未观察到无法评价
9. 沟通技巧							
10. 关怀病人及职业精神							
11. 操作总体表现							

DOPS 时间：　　　　考核时间：　　　分钟

反馈时间：　　　分钟

评价人对 DOPS 满意程度：

低　1　2　3　4　5　6　7　8

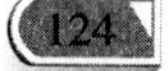

9　高

受评人对 DOPS 满意程度：

低　1　2　3　4　5　6　7　8

9　高

建议：

受评人签字：________　评价人签字：________

日常评估的目的，在于随时了解住院医师的培训效果，了解其优势和不足，帮助其更好地补齐能力短板，促进综合能力的提升。

64. 如何加强住培师资建设？

省级层面重点培训骨干师资。河南分三个层次强力推进住培师资培训：一是专业基地科室教学主任的培训；二是分专业进行培训；三是要求各基地医院对全员进行培训。基地医院首先应明确住培师资遴选标准，并有相关激励措施（如职称晋升、教学津补贴、荣誉等）保证住培带教热情；其次基地医院应对所遴选的师资进行培训;再次,培训结束后,对其带教能力进行考核和认定,符合条件者颁发带教师资证书,执证上岗。各基地医院每年至少要对住培带教师资培训一次,并研究不断完善和落实日常住培教学评价绩效方案。

65. 什么是教学反思?

所谓教学反思,是指教师对教育教学实践的再认识、再思考,并以此来总结经验教训,进一步提高教育教学水平。教学反思一直以来都是教师提高个人业务水平的一种有效手段,教育上有成就的大家一直非常重视之。现在很多教师会从自己的教育实践中来反观自己的得失,通过教育案例、教育故事或教育心得等来提高教学反思的质量。在住院医师规范化培训中,住培带教老师也应定期对自己组织或参与的住培教学活动进行反思,肯定成绩,查找不足,才能不断进步。教学反思的类型包括,纵向反思、横向反思、个体反思和集体反思等,反思方法可有行动研究法、比较法、总结法、对话法、录像法、档案袋法等。尤其应注重住培专业基地教学团队的集体反思,并以反思来认识和改变团队及其成员的教学;培养良好思维模式；提升解决问题能力；掌握学习方法。遵循“具体经验→观察分析→抽象的重新概括→积极的验证”4个过程，在住培教学实践中不断提升教学能力，确保住培质量。

66. 如何发挥住院医师自身积极性、主动性，提高住培效果？

住院医师规范化培训工作的主体是住院医师，培训工作发挥出最大效果的核心手段是使受训者内心接受培训，开足自身的马力，积极、主动地投入到学习中去。此乃内因，其余如导师、教学条件等，皆为外因。因此，应充分地挖掘住院医师自身学习的积极性、主动性。一是要向住院医师讲明政策，讲明培训工作的必要性，使之从心理上接受住院医师规范化培训。二是将住院医师编成每队约10～15人的自学小组，协助做好自学小组的学习计划。并最大限度给予住院医师提供自学的条件和环境，如提供学习、讨论及交流的教室，开放实训中心、医院图书馆等教学资源。三是鼓励住院医师开展多种形式的自学活动，如杂志俱乐部、读书报告会、单项及综合医疗知识或技能的争霸赛等。并通过制度形式固定下来。

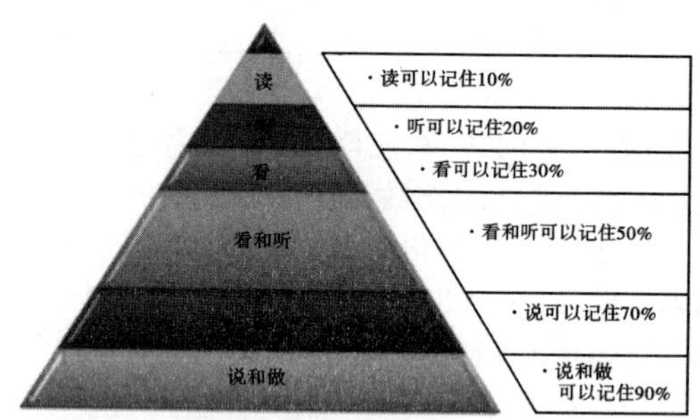

67. 住院医师培训期间可以申请变更基地和专业吗?

目前在河南是可以的,但要有充足的理由,且调换时间一般为每年 8 月份。需要填写调换住培基地申请表,有正当充分的理由,并经变更基地的双方负责人同意,加盖基地医院公章后,到省卫生计生委科教处审查备案通过后,方可调换。住院医师调换基地后 1 个月内,需由调换后的基地填报有关住培管理系统的电子信息。

68. 住院医师如何安排和有效管理自己的时间?

住院医师阶段是医生从业生涯最初阶段,也是其人生最艰难困苦的时期。在这一阶段,住院医师需要通过国家统一命题的执业医师资格考试,需要完成住院医师相关专业培训的内容和标准规定的全部内容,这是于公,于己来说,还要谈情说爱,组建家庭,挣钱养家糊口。但也正因为如此,其能力也才可能得到快速提升,这正是"艰难困苦,玉汝于成"。如此阶段,学会合理安排和管理自己的时间,提高学习、工作的效率,就显得十分重要了。

按照创新工场 CEO 李开复先生的观点:人的一生有两个最大的财富,其一是你的才华,其二是你的时间。每个人的才华越来越多,但是时间也都是在变得越来越少,人的一生可以说是用时间来换取才华。如果一天天过去了,我们的时间少了,而才华没有增加,那就是虚度了时光。所以,我们必须节省时间,有效率地使用时间。

(1)做自己感兴趣与自己人生目标一致的事情　因为实践证明,只有花时间在自己感兴趣的事情上，效果才会成倍提升。

(2)记录，并清楚计算出自己的时间是如何花掉的　挑一个星期，每天记录下每小时做的事情，然后做一个分类（例如：上班的路途时间、跟临床、听讲座、看书、午餐、与同事聊天等）和统计，看看自己什么方面花了太多的时间。凡事想要进步，必须先理解现状。每天结束后，把一整天做的事记下来。在一周结束后，分析一下，这周你的时间如何可以更有效率地安排？有没有一些没有意义的事情占据了太大的比例？有没有方法可以增加效率？

(3)使用时间碎片和"死时间"　如果你做了上面的时间统计，你一定会发现每天有很多时间流逝掉了，例如等车、排队、走路、乘地铁等，可以用来背单词、打电话、温习功课等。现在随时随地都能上网，所以没有任何借口再发呆一次。重点是，无论自己忙还是不忙，你要把那些可以利用时间碎片做到事先准备好，到你有空闲的时候有计划地拿出来做。

(4)要事为先　每天一大早挑出最重要的三件事，当天一定要能够做完。在工作和生活中每天都有干不完的事，唯一能够做的就是分清轻重缓急。要理解急事不等于重要的事情。每天除了办又急又重要的事情外，一定要注意不要成为急事的奴隶。有些急但是不重要的事情，你要学会放掉，要学会对别人说 no！而且每天这三件事里最好有一件重要但是不急的，这样才能确保你没有成为急事的奴隶。

（5）要有方法　有的年轻人会说自己"没有时间学习"，其实，换个说法就是"学习没有被排上优先级次序"。曾经有一个教学生做时间管理的老师，他上课时带来两个大玻璃缸和一堆大小不一的石头。他做了一个实验，在其中一个玻璃缸中先把小石、沙倒进去，最后大石头就放不下了。而另一个玻璃缸中先放大石头，其他小石和沙却可以慢慢渗入。他以此为比喻说："时间管理就是要找到自己的优先级，若颠倒顺序，一堆琐事占满了时间，重要的事情就没有空位了。"过去中学课本里有一篇华罗庚先生介绍《统筹方法》的小文章，不妨拿出来再重新学习一下。如法炮制、安排时间，我们会发现相同时间里，只需调整一下顺序，就一定可以做更多的事情。

(6)学会利用最高效的时间　时间不是每一分钟都是一样的！人在一天的时间里，因精力、生理、心理等状态的不同，其效果不同。比如在早上及上午的前半晌，我们的思路一般会更加清晰。易于做一些决策性的、记忆性的事务。而下午的下半晌和晚上临睡前，一般是效率最低的时间段。虽然每个人的最高效时间是因人而异的，但一天头脑最清楚的时候，应该放在最需要专心干的工作上，才能事半功倍。

(7)平衡工作、朋友、爱情与家庭　首先是忙中偷闲——不要一投入工作就忽视了家人、朋友，有时10分钟的体贴，一个电话或短信的问候，比10小时的陪伴还更受用。其次是闲中偷忙——学会怎么利用时间碎片。如利用乘地铁时间，可以用来背英语单词。

69. 如何帮助住院医师缓解心理压力？

像对待自己本单位的职工和自己的同事一样对待你身边的住院医师是做好住培工作的基本前提。

(1)在住培工作机构　要有固定管理人员负

责了解、关心住院医师培训工作动态、住院医师与管理者定期沟通工作机制。使其发泻有渠道。

(2)丰富住院医师日常生活。定期举办诸如谈心会、趣味运动会、联欢会之类的娱乐活动。

(3)各基地医院务必遵守劳动法规,不可违法或超负荷安排住院医师工作量。

(4)发现住院医师情绪低落、抑郁等心理问题,应及时采取措施,尽全力保护住院医师心身健康。

70. 住院医师是否需要发展和锻炼科学研究能力?

医教研是从事医生职业的基本功,缺一不可!住院医师的规范化培训应始终强调三者的综合协调发展,不可偏颇。单就科研来讲,目前住院医师所涉及的34个培训专业,几乎在其培训内容和标准里都规定了“具备基本的临床研究和论文撰写能力,能够阅读本专业外文文献资料”的要求。各住培基地医院有义务、有责任强化住院医师的科研能力。

(1)树立科研意识　年轻的住院医师们应首先树立科研意识,千万不能认为“位卑言轻”,或者感到非研究生身份，就可将“科研”二字从自己的字典里删除。住院医师只要扎实工作，只要不妄自菲薄，我们就一定可以发现一些临床大专家们可能发现不了的问题或漏洞。医学待开发的未知领域实在太多太多，你的有些想法和思路，可能是其他人所没有想到的，而这些“胡思乱想”，甚至是“奇思妙想”，都可能是促进医学发展的思想火花。

(2)刻苦学习　学习临床科研的方法、思路、策略和理念。在基地医院，你会发现你的身边可能本来就有善于做科研工作的临床医生。主动接近他们，虚心向他们请教，比如如何确定选题、如何做科研项目设计、如何实施、如何总结分析科研结果、如何撰写论文、如何选择投稿期刊、如何促进成果转化等。问的问题越细，收获可能越大。要善于从失败的案例中、从问题中发现研究点。除了向你身边的高手学习之外，提升科研能力的方法还有很多，如参与导师科研课题、多多关注、学习与本专业相关的科研成果、信息等。充分借助基地医院实验室、图书馆、实训中心等学习平台，练习科研思维及实际动手能力。当然，另一方面，作为住培基地的管理者，也要适时在教学安排中给予一定的科研指导，重要的科研学术会议也一定要让住院医师们能够临场聆听。

(3)勤于积累　科研工作是否产出成效，肯定与个人兴趣爱好、与灵感有关，但与勤奋关系也较为密切。及早确定一个自己感兴趣的领域或课题，并经常注意收集相关方面的资料，日积月累，量变质变，定会有所收获。

(4)善于总结　把你的想法、探索及时总结，敲击键盘或书写出来。不断总结，才会有不断进步。下面，再看看几位医界名家怎样讲。

北京大学常务副校长柯杨：临床医生在研究上要做出成绩，首先需要在一些基本原则上不动摇。不急不躁，不要被一些评估数字牵着鼻子走，为长远发展要坚定不移地走好自己的临床科研道路。为兴趣、为责任、为使命做科研，而不是为晋升职称做科研。坚持自己已经做的研究，不追风，以问题为主导，一定要结合自己的工作，千万不可追求短期效应。要扬长避短，知道需求，知道发展趋势，知道自己的优势。任何研究在不同的层面都应该有短期、中期和长期计划，应该既重视短期可能出成果的研究,同时也不放弃需要打持久战的研究,并坚持下去。

北京大学生命科学学院院长饶毅:美国名牌大学医学院的临床系科,很重视科研,没有科研基本不能晋升系科和学院负责职位,刺激临床医生从事科研。有些临床医生的科研完全是基础研究,和基础研究的科学家比毫不逊色。有些医生从事应用研究,有些开展临床研究,各有特色。20 多年前,我国医生的研究和美国不能相比。不过,近十几年来,我国有些单位的医生素质,包括从事研究的人员素质有很大的提高。基础与临床合作大有可为。做别人没做的研究是机会。

教育部副部长沈晓明:以卫生政策为目标的转化医学是否可行?我以个人的研究来说是可行的。我们通过在临床中发现问题、提出问题,通过科学研究来回答问题,通过转化医学来解决问题,从临床实践中选题,通过科学研究来推动政府制定卫生政策和新的预防策略,提高儿童生长发育和健康水平。如儿童铅中毒的防治研究等。应鼓励更多的临床医生等医学工作者,将医学研究转化成卫生政策和预防策略,这是转化医学中值得重视的方向。

北京大学第一医院副院长丁洁:围绕临床,我们经常要问几个问题,比如what、why、how。医生每天看病人会遇到许多不同类型的问题,但要提出一个好的临床问题是非常难的——需要有科研意识、有临床实践和积累、有眼光。意识是非常重要的,没有科研意识,即使问题就在你身边,也会擦肩而过。

71. 为什么要对住院医师始终强调"三基三严"?

我们经常会听到下面这些名言、格言、谚语或警句:

合抱之木,生于毫末;九层之台,起于累土;千里之行,始于足下!

根基不牢,地动山摇!

根深才能叶茂!

细泥烧好瓦!

不怕楼房高,只要根基牢!

要想造就成高深的学问,就得从字母学起。——日本

要想上梯子必须从底下爬起。——德国

倘想达到最高处，就要从低处开始。——美国

基础不良的好建筑是没有的。——英国

……

古今中外关于“基础”“基本”的重要性不可胜数。为什么？因为这是一条智慧的真理！北京协和医院是中国协和医科大学的临床医学院，中国医学科学院的临床医学研究所，是一所集医、教、研为一体的大型综合医院，是卫生部指定的诊治疑难重症的技术指导中心之一。她拥有一批优秀的医学家、医学教育家和医学科研队伍，拥有大量可与世界接轨的先进设备，医院专科齐全，技术力量雄厚，医疗、科研、教学等方面均有相当的水平，综合实力在国内同行中一直处于领先地位。1962 年，学校在《旧协和医学院教学工作经验初步总结》中，提出了著名的“三基三严”原则。在学习上要重视“三基”即基础理论、基本知识、基本技能；在学习工作、科学研究上要强调“三严”，即严肃的态度、严格的要求、严密的方法。协和医院至今坚持以“三基三严”为医学教育和人才培养的准则。“三基三严”的教学模

式,之后陆续被我国医学院校所效仿,成为临床业务培训工作的基本内容。2006年原卫生部发布《医疗机构管理条例实施细则》第五十七条规定:医疗机构应当经常对医务人员进行'基础理论、基本知识、基本技能'的训练与考核,把"严格要求、严密组织、严谨态度"落实到各项工作中。根据原卫生部要求,"三基"培训为全员培训,各级医疗卫生技术人员均应参加,"三基"考核必须人人达标。确实把"三严"作风贯彻到各项医疗业务活动和管理工作的始终。每一位有经验的主治医师、有建树的主任医师、有名望的医学大家,都是从住院医师起步的,住院医师是医生从业生涯的起始阶段,更应始终强调"三基三严"。正如墨西哥谚语所说:知识像一张网,越实越牢,网住的鱼就越多。住院医师的阶段,其知识、能力之网织得越细密,其医疗服务质量就肯定越强,如果好高骛远,作风浮飘,根基不牢,这张粗制滥造的渔网,不仅打不到好鱼,而且为今后从医之路的艰辛与挫折,甚至屈辱或灾难,埋下了伏笔!

72. 为什么要强调住院医师要多向病人学习?

古人云:三人行必有我师! 又云:三折肱为良医! 历史上因家人生病,或因自己生病而成为良医者还真有几个。尊重病人是对医生的起码要求,对病人负责是医生的天职。无论医生面对的患者是领导或社会名流,还是普通阶层的患者,无论其社会背景如何,敬畏生命,视生命都是一样的珍贵! 这一点相对容易做到。但是提倡向病人学习,并不是每一个住院医师都能够理解。有些病人文化程度不高,有些病人貌似什么都不懂,但是他对他自己疾病的切身感受是其他任何人都替代不了的,比其他人都更深刻。以病人为师,可以了解更加精准的患者症状,甚至是长期以来病人自觉不自觉导致的患病原因,病程每一阶段的突出特点,用药之后的病情变化信息等等。这些比书本上学到的更深刻,比医学导师们教授的更直接。医学作为一门实践科学,最主要的实践在与患者的接触、为患者的服务中。

73. 如何培训住院医师的团队合作意识?

医疗卫生与健康工作的合作性日益增强,已成为现代医疗工作的一大特征。专科医疗如此,基层医疗亦是如此。因此,在住院医师规范化培训中强化团队合作意识非常必要。不仅使住院医师们有此意识,而且应该掌握方法,懂合作、会合作。在培训住院医师的团队合作意识方面,可采用的方法,一方面是传统的讲授方法,通过临床医学专家、名家、大家给住院医师们讲团队合作的重要性、理念、态度和方法;另一方面要结合现代教学手段,强调其参与性,其中应用医学模拟实训中心的,设置需要医疗卫生人员相互配合才能完成的综合性相对复杂的医疗事件为训练题目,为每名参与者明确相应职责任务,然后通过其在培训中的表现,科学综合评估参训住院医师优缺点,引导参训者扬长避短,不断提升其团队合作能力。此外,在日常带教中,住院医师导师言传身教,将团队合作意识和能力,融入日常医疗教研工作全过程。

74. 如何帮助住院医师树立大健康观念,提高健康教育能力及科普意识?

当前,我国正处于医药卫生体制改革深化时期,处于医疗卫生服务模式由"治病"为中心向以"人民健康"为中心转变。帮助未来的医生牢固树立"大卫生""大健康"观念,对于深化医改、促进医疗卫生服务模式转变至关重要。因此,各住培基地医院应将科普意识、健康管理及健康宣教能力融入住院医师日常教学。尤其要强调健康科普的针对性,对儿童、孕产妇、老年人、慢病患者、亚健康人群等,要选择适宜的地点、适宜的时间、适宜的方式进行健康科普宣传,让人们听得进、照着做、治未病。在做好医疗工作的同时,能够做好规范的健康宣教,帮助公众形成健康观念,采取健康行为,掌握健康技能,提高健康素养。

75. 住院医师如何从合格走向卓越?

从林巧稚等医学大师的成长经历来看,在医生成长和追求卓越的道路上给我们诸多启发。

爱:信仰的力量!

林巧稚出生在福建厦门鼓浪屿一个基督教

家庭,用今天的话说,她的父亲是个海归,返乡后,从事翻译及教书工作,信仰基督教。小时候的林巧稚周末也会和父亲一起去教堂参加活动,基督教的博爱、谦和,在林巧稚幼小的心灵里埋下了种子。在成长的道路上,除了父亲(母亲在林 5 岁时,因患子宫癌去世),还有她的卡琳老师。她曾经从卡琳老师那里,读到过一本小书《灵心小史》,这是一个被称为"安慰天使"的小德兰的遗作,是林巧稚学生时代,"三观"形成时期,对其影响最大的一本著作,甚至许多年之后,这本书中的一些段落她还能背诵。

例如,《灵心小史》中,有一段写道:"田野里点缀着猩红万点的罂粟花,淡蓝的雏菊,诗情浓郁,令人感动。还有缥缈的远景,辽阔的空间,参天的绿树……美好的大自然使我陶醉,把我的灵魂引上高天……玫瑰的光艳,玉簪的洁白,一点也不遮掩紫罗兰的馨香,不夺雏菊悦目的朴素。假如所有的细花纤卉都变成玫瑰玉簪,那么,大自然就会失去阳春的美丽,田野间也将没有小花点缀。在灵魂的世界里,即在我主的花园里,又何尝不是如此呢? 天主乐于创造玫瑰、玉簪一样的大圣人，也喜爱紫罗兰、雏菊一样的小花儿。”作者小德兰最大的愿望就是做一朵“耶稣的小花”。林巧稚被德兰的《灵心小史》深深打动，她向卡琳老师谈起自己的感受时说，这本书使她懂得了《圣经》中所说，“谁能自谦自卑如同小孩，谁就能到我身边。”

基督教家庭的背景，使“谦卑、博爱”成为林巧稚日后行为处事的一层宽厚的底色，她牢牢记得卡琳老师的一句话“怀着非凡的爱，做平凡的事！”正是这种人生底色，使得林巧稚在整个从事医疗工作的过程中，真正做到了一视同仁地关爱病人，时刻为病人着想。“文革”期间是林巧稚人生的最低谷，这期间，让她靠边站的大字报，就贴在她工作的病房门上，为了改造这位医生，当时主事者给她安排了最脏、最累的活，做护理、护工甚至清洁工的工作，但林巧稚却仍然做得一丝不苟，甚至她还觉得没有让她离开协和，已经很感恩，很幸运了。她为什么能够做到？是因为谦卑和博爱！面对一些穷苦的患者，她会主动透露一个信息，让他们挂她的普通号，这样还是一样的服务，而且可以省钱；还有不少同事亲眼看见，她给营养不良的患者兜里掏钱让他们买些营养品补补身子。她为什么能够做到？也是因为谦卑和博爱。

晚年的林巧稚曾经说过:“我信上帝不过是追求一种精神寄托,追求一种高尚的做人准则!”这也许就是信仰的力量。

(1)严:基本的要求　1921 年,林巧稚当年从厦门来到上海参加北京协和医学院的录招考试,当时从报名的数百人中,仅招 25 名学生,并且是按照当时医学教育的最先进的理念来培养。听说要学习 8 年才能毕业,林巧稚虽然收到了协和的录取通知书,但家人出现的意见分歧,20 世纪初期,已 20 岁的女生林巧稚,已不算是小岁数了。但最终父亲和大哥的坚持和支持,使林巧稚得以如愿。严格的入门考试,还刚刚是一个开始,建校初期的协和,管理理念也很超前,“激烈的竞争、无情的淘汰”已成为许多老协和人共同的回忆。

据吴阶平的回忆:学校对学生要求极为严格,从专业学习到言谈举止,都必须一丝不苟。每位教师手中有一份附有照片的学生名单,教师很快就熟识了每个学生。平时的实验报告、读书报告或病历记录,都要求记述准确,书写工整,交教师或上级医生批阅。考试制度更加严格,除平时考核笔试之外,有些课程要附加口试。学期终了,教师们要开会,认真评议每个学生的学习成绩、培养前途,并决定优秀生、留级生以及淘汰生名单。在这种无形的压力下,同学们进取心很强,个个争先,力求学习好,有礼貌,准时,认真,信实可靠。学习再紧张,也注意仪表整齐地出现在教师面前。协和的考试,七十五分是及格线,也是学生们的“生死线”。临床考试只有极少数能拿到九十,八十五分就很优秀了,成绩不合格的就有可能留级或被退学。事实上,从 1914 年着手准备到 1917 年开始招收医学预科学生,协和坚持“优中选优”,保留真正立志从医的学生,前后又经过十年的艰辛努力,换来了协和医学院的第一届毕业生:仅三人! 面对这种近乎残忍的“淘汰制”,进入协和医学院八年之后的林巧稚非但没有被淘汰,反而以第一名的成绩毕业,并成为 1929 年协和毕业生中唯一的“文海”奖学金获得者。并且从住院医师,到总住院医师,再到妇产科主任,她都一步一步坚实地走过。

“严师出高徒!”看来,非严无以成才! 1961年黄家驷教授总结协和医学院数十年育人经验,提出了“三基三严”这一现代医学的教育理念,并迅速在全国医学院校、医疗机构推广、学习。其中,“三严”即:严格要求、严谨态度、严肃作风。今天,我们看到的协和医院提出的“八字”精神,首先强调的仍然是“严谨”二字! 而这个词汇,就是从一代代协和人身上总结、概括而来。

(2)高:一流的平台　北京协和医学院建成于1921年,由洛克菲勒基金会创办。建院之初,就定位在“建成亚洲最好的医学中心”。当时参照世界上最先进的医院和医学院的模式在中国建立的医学教育机构,也是中国真正意义上的第一所西医医院和医学院,当时的投资高达750万美元。在建院之初,协和医院的医疗技术水平,与世界是同步的,有些方面甚至是领先的。20世纪初,正是美国进行医疗和教育两大改革的时候。1912年,在北美的外科医师大会上,与会专家提出,应该对医院的开办和医生的资质,设立一套准入标准。这套标准虽然非常简单,但十分严格。比如1915年提出的医院准入标准,只有5条,但1917年美国按照这5条标准审批医院,竟然只有12.6%的合格率。也就是在这5条标准的基础上,美国的医疗机构发展成现在一个庞大、科学而精密的体系。美国最早开展医学教育改革的是哈佛大学,最成功的是约翰霍普金斯大学。协和医院就是按照霍普金斯大学医学院的模式建立的。这就是所谓的高度。真可谓是"高标准、高起点、高水平"!并且实行八年制的临床医学教育模式。今天的协和医院依然重视国际交流与合作,每年都会选派一批青年医师骨干,到国际上一流的医院或医学院,交流、学习。只有瞄准国际一流,占领高地,才可能有开拓的视野,才可能更清晰地看到未来的方向。

当时无论是早于林巧稚毕业参加工作的杨崇瑞,还是当时与林巧稚齐名的上海妇产科名医王淑贞,三个人的求学背景较为相似。

首先,让我们来看杨崇瑞的成长经历,她1891年出生于北京通州的一个中农家庭,她自幼随父耕读。1917年,她毕业于协和医学院并获得医学博士学位。1922年她在协和医院妇产科工作，曾亲自到农村调查了解妇幼卫生状况。为了降低我国孕产妇和婴儿死亡率，杨崇瑞致力于预防产褥热和新生儿破伤风工作。她利用临床工作之暇，在北京灯市口慈善工厂专为孕妇及其他女工进行产前检查和疾病治疗，并在朝阳门外设立孕妇检查所，专门从事孕期检查及妇科治疗。1925年，她被选送到美国霍普金斯大学进修妇产科，被国际妇产科权威威廉教授视为她最好的两名学生之一。

再来看王淑贞的成长经历。王淑贞，1899年5月21日出生于北京。生后一个月就随父母移居祖籍江苏苏州。在这古老的城市中她度过了童年与青年时期。她的祖父是清朝进士，早逝。祖母专管家务和子女的教养，她能接受新事物，并创办了振华女校。父亲与姑母们均于年轻时留学美国，父亲归国后任电机工程师，也曾担任教学工作。生母共育有5个子女，但在王淑贞8岁时死于产褥疾病。继母原为其小姨母，生育了7个子女，故王淑贞有兄弟姐妹12人。王淑贞10岁时进振华女校读书，13岁时因病休学2年。她看到母亲因产后病症去世，感到中国新医学的落后，于是立志学医以解救妇女的痛苦。16 岁时进入苏州景海女塾（教会学校），选修英文与拉丁文，为学医打下了一定的基础。18 岁时转入苏州女医学校。19 岁时考取清华大学中美庚款奖学金赴美留学。先在巴尔的摩高氏女子大学（Goucher College）学习一年。后转到芝加哥大学继续学习 2 年，提早一年获得理学士学位。22 岁时进入美国约翰斯·霍普金斯大学医学院，4 年后毕业，获医学博士学位。

而林巧稚的成长经历中，同上面两位大家一样，既有早期良好的家庭教育，又有规范的学历教育及出国留学背景，尤其是当她们发现西方发达的医疗技术、严密科学的实验方法，一流的实验条件，先进的教学理念等，这样的平台，以及这样的高度，对她们的影响是终身的，是不可估量的。对于她们三人来说，在适当的年龄，站在医学技术、教育及学术的高地上，真可谓一步到位，获得了绝佳的学习机会。

（3）小：细节的打造　一位曾经在协和进修过的护士在《从细节感觉协和医院文化》一文中写道："工作之余我特别留意观察她们病房管理

的细节。为了防止桌上的暖瓶碰倒，发生烫伤意外，每一个床头桌旁都有一个圆形铁质的固定架，细微之处为病人的安全提供了很好的保障。……护士站的病人用物柜里有指甲刀、电池、针线，甚至电吹风、洗发水、奶瓶、玩具等凡是病人需要的生活用品，这里几乎都有。我想这样的护士站会让病人找到家的感觉。她们特别注意保护病人的隐私，要求病人必须同性陪护，比如女病人的房间绝对严格禁止男家属非探视时间内在病房逗留，换药床之间有淡蓝色的门帘遮挡，即使简单的备皮操作，也要在换药室进行。"

北京协和医院的临床、教学、科研及管理等各项工作，方方面面的细节，处处展示着协和人的做事精神和风格。在协和医院短短几个月时间里，我发现无论是学生还是老师，参加完会议或活动，会自觉把产生的垃圾带走，尤其是瓶装矿泉水，无论剩下有多少，他们都会在会议或活动结束时，随身带走，这样一方面减少了垃圾污染，另一方面也节约了水资源。临床中细致入微的观察是医生做出准确判断的前提条件，读林巧稚的传记，我们会发现她作为一名大夫的细心、细致,甚至还有林巧稚医师所独有的细腻,当她把手放在一个待产孕妇的肚子上,或为孕妇擦汗的那一刻,所传递出来的爱和温暖,无法用言语来表达。

“怀着非凡的爱,做平凡的小事!”细节决定水平,细节决定高度,细节更决定成败!

(4)进:不懈的追求　“苟日新,日日新!”如今“学到老,活到老”已成为各行各业的共识,作为与病人生命戚戚相关的医生行业,更是如此!要想不断地进步,必然要不断地学习,不断地改革创新,不断的瞄准前沿,奋力前行!

从林巧稚、张孝骞、吴阶平、陈敏章等这些人物身上,可以看出协和人对学习似乎总是保持着与日俱增的热情,他们向前辈学习,学习经验和优良传统,向同行学习,学习好的做法和经验,向病人学习,学习处理实践中不断出现的新情况、新问题,在网络上学习,在图书馆、阅览室、教学里学习,在临床工作的病房里学习,白天学,晚上也学,协和“三宝”:教授、病案、图书馆,无不和教学相关。似乎这种求知方式已成为协和人日常生活的一种常态。

以培训工作为例,协和医院在教学方面是强者。用协和妇产科陈飞医生的话说:“协和教学有一个特点,就是有效果的好的教学方法,我们一定会坚持!”比如住院医师规范化培训制度从建院之初就一直坚持到现在。内科教学大查房,每周三中午一点半雷打不动,几乎每次参与者或观摩者都不少于百人。大大小小各式各样的培训在协和都是家常便饭,但是每一次小小的讲座,他们都毫不马虎。教学准备、组织实施、交流讨论、互动、教学评价、改进措施等,在程序方面一项都不能少。就是在这些不间断的探索和教学评估中,不断总结经验,提高质量,确保事业发展呈整体上升的态势。

“在全球医学竞争中,我们既要善于跟跑,更要敢于领跑。”曾任北京协和医院院长,现任国家卫生计生委副主任的刘谦如是说。协和医院始终坚持临床与科研紧密结合,开展重大疑难疾病的病因机制和诊疗创新研究,创造了无数“世界领先”。

由张振馨教授牵头、历时6年完成的“中国人帕金森患病率的流行病学调查”,于2005年发表在国际权威杂志《柳叶刀》上，这项调查对沿用了 20 多年的中国人帕金森患病率做出了重大修正。

邱贵兴教授主持的"特发性脊柱侧凸系列研究"，提出了目前最全面、适合脊柱畸形特点的分型系统，即中国分型——协和分型，并于 2005 年发表在国际著名杂志《Spine》上。同时，他们还研发出具有自主知识产权的无创检测系统、脊柱内固定系统等，治疗效果达到国际先进水平，并获 2005 年国家科技进步二等奖。

在"十五"国家科技攻关计划重点项目中，协和医院在妇女儿童常见疾病综合防治、眼耳鼻喉重点疾病早期诊断及治疗、常见口腔疾病的综合防治、常见内分泌疾病防治、艾滋病防治关键技术及产品研究等方面，均获得了可喜进展。

76. 什么是总住院医师制度？

目前，国内不少住培基地医院实行了总住院医师制度。如北京协和医院，早在 1921 年建院之初就建立了住院医师培训制度及总住院医师制度，住院医师培训要求到该院参加工作的医学生毕业后至少接受 3 年的住院医师培训方可独立执业,开创了国内医师规范化培训的先河。以内科为例,在住院医师培训的最后一年,通过竞争上岗及多方面综合考评,其中特别优秀者将有机会被任用为总住院医师,但数量有限,一般每届3人,特殊情况下,最多也不超过7人,任期一般为8~12个月。作为总住院医师,不仅要与其他住院医师同甘共苦,在上级主管医师指导下从事医疗活动,还增加了分管病房,通知病人住院,协调及完成各科常规会诊与急会诊(40~60人次/天)等综合协调职能。此外,总住院医师还承担管理职责,如给新入职住院医师排轮班,组织住院医师文娱活动等;承担教学职责并组织教学,如内科大查房、住院医师、进修医师讲座、巡诊等;组织教学测评,对住院医师的教学效果进行多维度的评估考核及反馈;积极探索教学创新,如信息系统建设、老总下午茶、病例汇报大赛等。总之,总住院医师既是多科协作的润滑剂、系统漏洞的发现者和修补者,也是具备大内科视角,集多种本领于一身的业务骨干。用协和人自己的话说,如果将住院医师培养比喻为“宝塔”模式,那总住院医师就是这个“宝塔”的尖儿。

77. 在读专业型研究生如何参加住院医师培训?

根据国家卫生计生委及教育部有关文件精神,专业型研究生在读期间由其所在学校组织在国家认定的住培基地参加为期 33 个月的住院医师规范化培训。培训内容和标准参照国家卫生计生委印发的住院医师规范化培训相应专业的内容和标准。培训期间过程管理与基地医院内其他住院医师要求基本相同。与卫生计生部门招录的住院医师不同之处在于:一是主管部门不同,在读研究生主管部门是其招录培养的高校,卫生计生委招录的住院医师主管部门是卫生计生部门。二是待遇保障来源不同。分别由各自主管部门负责其相关待遇保障。三是在读研究生除参加住院医师规范化培训相关内容之外,还应完成高校有关研究生课程。四是培训结束后所拿证书机会不同。研究生有机会获得四证(高校颁发的研究生相关专业毕业证、学位部门授予的学位证、执业医师证、住培合格证);省卫生计生委主导招收的住院医师有机会拿到三个证(执业医师证、住培合格证及同等学力身份通过认定的专业型学位证书)。

78. 什么是全科医生? 什么是助理全科医生?

全科医生又称家庭医生,是接受过全科医学专业培训的医生,是执行全科医疗的卫生服务提供者,是为个人、家庭和社区提供优质、方便、经济有效的、一体化、持续性的医疗保健服务,进行预防保健、健康维护、疾病诊疗等全方位负责式管理的医生。全科医学开始的并不遥远,大约半个多世纪以前,二战结束后,大多数国家进入一个相对和平的发展阶段,科技经济快速发展、物质变得丰富,生活条件得到改善,也使人类疾病谱悄然发生着变化。富贵病、慢病增加,健康意识提升,健康服务有了新的需求,家庭医生应运而生。美国在 1947 年成立了全科医师学会;1953 年,英国的全科医生也成立了自己的组织,但基本上多是个体开业。1957 年,英国爱丁堡大学医学院首先成立全科医学系,成为首个能够真正专业地培养全科医疗队伍的院系。1969 年,家庭医学成为美国第 20 个临床医学专业,标志着家庭医学正式成为一门专科,并由此走向专业化。加之,政府逐步认识到家庭医生的重要性,也助推家庭医学步入发展黄金期。如今在英国、澳大利亚等发达国家的家庭医生数量几乎占医生总数的半壁江山,家庭医生在保障公民健康、延长人均寿命方面,发挥着不可替代的重要作用。

目前,我国现阶段医疗卫生行业出现的诸多问题,其根源在于家庭医生制度及家庭医疗服务模式的缺失所导致的。比如,由于没有足够多的家庭医生,居民健康就必然缺乏持续的关照,由不良生活方式所形成的疾病必然会日益增多;如果医生每天诊治的患者都是一个陌生的人,相对全面的问诊和医疗检查就变得理所当然,过度医疗就必然会大幅增加;如果每个家庭都没有固定签约医生,每一次生病都由没有任何医学知识的患者本人或家属做出判断,盲目选择医院和医生,患者和适合他就医的医疗机构及医生之间的对接往往会出现偏差,并因此而延误病情;如果家门口没有信得过的承受时可获得帮助的家庭医生,偏远乡镇的患者就不得不舍近求远,去到陌生的大城市看病,城市大医院就会永远人满为患;如果缺乏对居民的全过程健康管理及公共卫生服务,预防为主的卫生工作方针就无法真正落实,分级诊疗就失去了基础……。所有这些现状的改变,都需要加快建立和完善家庭医生制度。时代在呼唤:中国人,要大步迈进家庭医生时代!

20世纪80年代末,家庭医学理念传入国内,虽然我们起步较晚,但发展势头迅猛。当前"大力培养全科医生,发展全科医学"已上升为国家战略,在新一轮医药卫生体制改革中占据着重要位置。2011年国务院印发《关于建立全科医生制度的指导意见》,开宗明义要求充分认识建立全科医生制度的重要性和必要性,明确了建立全科医生制度的指导思想、基本原则、总体目标及具体措施。尤其在总体目标中提出:到2020年,在我国初步建立起充满生机和活力的全科医生制度,基本形成统一规范的全科医生培养模式和"首诊在基层"的服务模式,全科医生与城乡居民基本建立比较稳定的服务关系,基本实现城乡每万名居民有2~3名合格的全科医生,全科医生服务水平全面提高,能基本适应人民群众基本医疗卫生服务需求。2010年以来,一方面大力支持基层在职医生通过转岗形式过渡到全科医生,另一方面从高考生中录取优秀生源,通过“5+3”(5年本科院校教育+3年住院医师规范化培训)培养模式为基层培养高层次全科医学人才。为扩大全科医疗服务平台,医改政策要求不仅基层医疗卫生服务机构要普设全科医学科,而且在二级及以上公立综合医院也应普设全科医学科,构建遍布城乡的全科医疗服务平台。在全科医学人才使用方面,如职称、津贴等也给予相应的倾斜,逐步改善全科医生从业环境,增强岗位吸引力。李克强总理连续3年在《政府工作报告》中提出“大力培养全科医生”,由此可见,近年来政府在发展全科事业方面做了大量工作,一直在力推家庭医生制度的建立和完善。

什么是助理全科医生呢?为满足现阶段基层对全科医生的需要,对到经济欠发达的农村地区工作的3年制医学专科毕业生,可在国家认定的培养基地经2年临床技能和公共卫生培训合格并取得执业助理医师资格后,成为合格的助理全科医生,即“3+2”助理全科医生培养模式。教育部等6部门《关于医教协同深化临床医学人才培养改革的意见》(教研〔2014〕02号)强调,要加快构建以“5+3”为主体、以“3+2”为补充的临床医学人才培养体系。

2013 年 12 月，国务院 7 部委联合印发了《关于建立住院医师规范化培训制度的指导意见》(国卫科教发〔2013〕56 号)，2014 年在中央财政大力支持下，全国各省(区、市)均启动了住院医师规范化培训工作。招录人数逐年增加，要求 2020 年力争所有从事临床工作的医学生均要接受为期三年的住院医师规范化培训，“5+3”为主体的医学教育模式很快将会普及。所以，本科层次以上的临床专业医学生职业发展规划，从目前来看是非常清晰的，但是在中西部地区，本科以下学历层次的临床专业学生仍不在少数，并且每年的招生量和毕业量大大超过了本科生及研究生。大专层次医学院校只要存在，医学大专生这个群体就必然会产生。由于受待遇、职业发展空间等因素影响，本科及以上学历层次很难下沉到农村基层，而这一批大专生已成为近年来补充基层卫生人才的主要来源。目前在城市大医院工作的本科以上临床医学专业学生都接受了毕业后教育，而基层新入职的大专毕业生却游离在毕业后教育之外，结果，城乡医生之间的差距将会更加明显。因此，各地应抓紧启动面向农村基层的“3+2”助理全科医生培训刻不容缓。否则，基层卫生人力资源必将更加弱化，与新一轮医改的“保基本、强基层、建机制”九字方针背道而驰。现阶段大力培训助理全科医生，应把握以下几方面。

(1)要明确助理全科医生培训的指导思想和基本原则　按照深化医改的总体思路，坚持保基本、强基层、建机制的工作重点，适应我国经济社会发展阶段和农村居民健康需求变化趋势，遵循医疗卫生事业发展和全科医生培养规律，强化政府在基本医疗卫生服务中的主导作用，逐步建立和完善中国特色全科医生培养制度，全面提高基层医疗卫生服务水平。

一是应坚持统筹规划，分级管理。国家卫生计生委等有关部门应加大对全国助理全科医生培训工作的总体规划、宏观指导，统筹规划项目实施。各地省级卫生计生行政部门负责制定本区域具体实施方案并组织实施。二是应坚持需求导向，控制规模。各地省级卫生计生行政部门要以本地卫生计生事业改革发展及农村居民健康需求为导向,结合本地全科医生人才队伍建设总体战略、规划和培养目标,科学编制本地助理全科医生年度培训计划和中长期培训规划。助理全科医生培训是现阶段培养全科医生的过渡期补充措施,各地要严格控制比例,处理好全科专业住院医师规范化培训与助理全科医生培训的关系。三是应坚持统一标准,保证质量。按照助理全科医生培训标准要求,规范培训对象、培训时间、培训方式、培训招收、过程管理、培训考核等各个环节,加强师资和基地建设,确保培训质量。

(2)要科学设置和规划助理全科医生培训的中长期目标　当前应以经济欠发达的农村地区乡镇卫生院和村卫生室为重点,启动助理全科医生培训工作;力争通过5~10年的努力,基本形成以"5+3"全科医生为主体,以"3+2"助理全科医生为补充的全科医生队伍。"3+2"助理全科医生作为村卫生室新补充年轻临床医生的主体,培训内容要严格按照《助理全科医生培训标准(试行)》和《中医类别助理全科医生培训标准(试行)》开展培训。各地可结合实际,在此基础上适当增加培训内容,全面提升农村基层全科医疗服务水平。

(3)要严格考核,严把助理全科医生培训质量关 省级卫生计生行政部门负责组织实施本地区的助理全科医生培训招收与考核工作。各培训基地医院要依据核定规模,按照公开公平、双向选择、择优录取的原则,招收符合条件的培训对象参加培训。培训考核实行过程考核与结业考核相结合,省级卫生计生行政部门对结业考核成绩合格者,颁发统一制式的《助理全科医生培训合格证书》。总之,大力培训助理全科医生不仅是政策要求,也是现实需要,更是保障基层群众健康水平的重要条件,理应成为当前基层医疗卫生人才工作的重中之重。

河南省目前全科医生培养与实施工作的整体思路是:依据国家有关全科医生相关政策,全面加快全科医生培养、认真做好全科医生注册、建立健全全科医疗服务体系、加强领导和宣传工作等多项举措,力争在构建家庭医生制度方面有新的突破。

在全科医生培养方面,一是继续开展全科医生转岗培训。基层医疗卫生机构要以全科医生为重点建设医疗卫生队伍。乡镇卫生院、社区卫生服务机构在职执业(助理)医师及乡村医生中执业(助理)医师均应接受全科医生相关知识培训。制订"十三五"全科医生培训工作规划,并认真组织实施,确保到2020年实现每万名城乡居民拥有2~3名全科医生。二是加大全科医生规范化培训工作力度。各全科医生规范化培训基地医院要进一步加大招录5年制本科临床医学专业、中医临床类专业(中医学、针灸推拿学、中西医结合等,下同)毕业生参加3年全科医生规范化培训工作力度,培养高素质全科医学人才。各级医疗卫生机构招录的拟从事全科医疗岗位的医学类本科以上的毕业生应参加全科医生规范化培训。将农村定向医学毕业生全部纳入全科医生规范化培训。三是启动助理全科医生培训。对基层医疗卫生机构招录的大专层次临床医学专业、中医临床类专业毕业生,开展2年的全科基础知识和基本技能培训。

其次,在全科医学专业职称晋升及注册方

面:建立健全全科医生职称晋升制度。鼓励符合条件的全科医生参加全科医学专业职称晋升考核,考核合格者可在同等条件下优先聘用到全科医生相应岗位,并逐步提升县乡两级医疗卫生机构全科医学专业职称晋升比例。经过省级卫生计生(中医)行政部门认可的全科医生相关培训合格后,具备注册“全科医学专业”资格,应向相应卫生计生行政部门提出变更执业注册申请,或在保留原执业范围的同时,增加“全科医学专业”,依法从事全科医疗服务。

再次,在加快推进全科医疗服务方面:一是加强全科医学科设置。承担全科医生规范化培训任务的医院必须设置全科医学科,开展全科医学医、教、研工作。鼓励其他综合医院、中医院设置全科医学科。县级公立医院、乡镇卫生院及社区卫生服务机构应当设置全科医学科。二是推行全科医生团队签约服务模式。稳步推进以全科医生为核心的全科医生服务团队,通过签约方式为居民提供基本公共卫生服务、基本医疗服务和连续的、个性化的健康管理服务。支持基层医疗卫生机构与二、三级医疗机构建立双向转诊协作关系，依托信息系统支撑，提供预约转诊转院服务，互享健康管理信息，发挥健康“守门人”作用。

为推进全科医生相关工作落实，河南省卫生计生委要求各级卫生计生部门要充分认识建立全科医生制度的重大意义，高度重视全科医生培养、使用等相关工作。进一步明确职责分工，把万名城乡居民拥有注册全科医生人数纳入医改效果评价指标体系，定期组织督导考核。加大政策宣传力度，鼓励相关行业协会和学术团体组织开展国内外全科医学学术交流，促进全科医学蓬勃发展。

79. 如何成为全科医生?

(1)第一种方法　临床医学专业学生毕业后参加全科专业住院医师规范化培训，3 年住培期间取得执业医师证。3 年住培结束后，通过省级卫生计生委组织的全科专业结业考核，并取得住培合格证书。可将执行范围注册为全科，从而成为全科医生。

(2)第二种方法　已获取执业医师证，但执业范围不是全科专业，可通过参加省级卫生计生委组织的为期 1 年全科岗位培训或全科转岗培训，培训内容包括 1 个月理论学习，10 个月临床科室转岗，1 个月社区实践（国家卫生计生委公布有培训大纲）。培训完后，经考试考核，取得培训合格证书。本人持已获得的执业医师证和省级以上部门颁发的全科专业岗位或转岗培训证，可将原执业医师证变更或加注“全科”专业，从而成为全科医生。

目前，国内全科医生注册人数较少，尚不能达到执业人数的 5%，而发达国家一般为执业医师的 30% ~50%。因而，在推进分级诊疗及健康中国的建设中，全科医师已成为急需、紧缺专业，欢迎更多有识之士，通过上述途径加入到全科医生队伍，加快构建有中国特色的全科医生制度，早日惠及广大人民群众。

80. 如何晋升全科专业相关职称？

全科医师的职称晋升同相他专业一样，分为五个档次：全科医士、全科医师、主治全科医师、副主任全科医师、主任全科医师。

根据现有政策，经过规范化培养的全科医生到基层医疗卫生机构工作，可提前一年申请职称晋升,并可在同等条件下优先聘用到全科主治医师岗位。基层单位全科医生职称晋升按照国家有关规定可放宽外语要求,不对论文作硬性规定。建立基层医疗卫生人才流动机制,鼓励全科医生在县级医院与基层医疗卫生机构双向流动。

但是参加全科专业职称晋升者,需在其医师执业范围里注册有全科专业。否则无法参加全科专业职称晋升。

81. 全科医师规范化培训内容和标准是什么?

全科医学又称家庭医学,是整合目前的生物医学、心理学及社会学于一体的综合性临床二级学科,合格的全科医师应具有专业知识和技能,成为医疗保健提供者、保健方案决策者、健康知识传播者、社区健康倡导者及健康资源管理者。

(1)培训目标　主要为基层培养具有高尚职业道德和良好专业素质,掌握专业知识和技能,能独立开展工作,以人为中心、以维护和促进健康为目标,向个人、家庭与社区居民提供综合性、协调性、连续性的基本医疗卫生服务的合格全科医师。

(2)培训年限和方式　全科医师规范化培训年限为 3 年(实际培训时间不少于 33 个月)。

全科医师规范化培训以提高临床和公共卫生实践能力为主,以住院医师的身份在全科医师规范化培训专业基地的各相关临床科室和基层实践基地进行培训,具体轮转科室及时间安排为临床科室 27 个月(包括内科 12 个月、神经内科、儿科、外科各 2 个月、妇产科和精神科各 1 个月、急诊医学科 3.5 个月、皮肤科、眼科、耳鼻咽喉科、感染疾病科、康复医学科、中医科各半个月,选修科室半个月),基层实践为 6 个月。各培训基地应根据本标准要求制订轮转计划。随着基层实践基地的健全,根据实际情况,可调整内科一定时间安排在全科医学科 4 ~ 6 个月时间,也可适当延长基层实践培训的时间。

(1)临床科室轮转培训　培训对象参加临床培训基地中主要临床科室的诊疗工作,接受临床基本技能训练,同时学习相关专业理论知识。轮转期间,内科和神经内科病种及其例数的要求主要在病房完成,不足部分在门诊补充。内科安排病房时间不少于 8 个月,管理床位数不少于 5 张;

神经内科安排病房时间不少于1个月，管理床位数不少于3张；儿科轮转可安排在门诊或病房完成；其他科室轮转可安排在门诊完成；部分科室（如康复科、中医科）轮转可在基层实践基地完成；少见病种、地方病、传染病及季节性较强的病种，可采用病例分析、讲座等形式进行学习。临床科室轮转期间每周安排不少于半天时间学习相关学科知识。对于轮转时间较长的内科等科室，可结合实际情况分段进行安排，以促进学员的消化和理解。

（2）基层实践培训　主要在基层医疗卫生机构与专业公共卫生机构完成，接受全科医疗服务、预防保健与公共卫生服务、基层医疗卫生管理等技能训练。总计培训时间为6个月，具体时间安排可根据实际情况集中或与临床科室轮转部分穿插进行。

（3）培训内容和要求　全科医师规范化培训内容包括理论培训、临床技能培训和基层医疗卫生实践。理论培训内容以临床实际需要为重点，主要包括：①医学伦理与医患沟通；②有关医疗卫生类法律、法规；③临床科研设计与方法；④临床专业相关理论;⑤全科医学、社区卫生服务和公共卫生。时间安排可集中或分散在3年培训过程中完成。可采用集中面授、远程教学、临床医学系列讲座、专题讲座、临床案例讨论、读书报告会等多种形式进行。理论和临床技能培训内容详见各科室轮转具体要求。

注:其他33个住培专业的培训内容和标准可参考国家卫生计生委发布的有关规定。

82. 全科医师规范化培训基地基本条件和要求是什么?

全科医师规范化培训基地包括二级以上医院为主体的临床培训基地和基层实践基地(如社区卫生服务中心、乡镇卫生院、疾病预防控制中心等机构)共同组成。

(1)临床培训基地

1)全科临床培训基地基本条件:二级甲等及以上综合医院,科室设置齐全,至少设置以下科室:内科、外科、妇产科、儿科、急诊科、全科(或具有全科医疗功能的科室,如老年科、综合保健科等)、皮肤科、眼科、耳鼻喉科、精神科、感染疾病科、中医科、医学影像科、检验医学科、康复医学科等。未设置妇产科、儿科、精神科、感染疾病科、中医科的医院可与相关专科医院联合申报。

2）全科专业基地所在医院规模：a. 总床位数≥500 张；年门诊量≥40 万人次，年急诊量≥2 万人次，年出院病人数≥1 万人次。b. 收治的病种数应满足《住院医师规范化培训内容与标准（试行）——全科培训细则》要求。c. 科室需配备的医疗设备应符合《住院医师规范化培训基地认定标准（试行）》相关专业细则中的各项要求。d. 有临床技能模拟训练中心，具备可满足教学、实践操作等使用的临床技能模拟训练设备。e. 医疗工作量：内科、外科、全科、妇科和儿科等主要培训科室，每名带教的指导医师在病房工作管理 5 张病床以上，门诊工作日接诊 20 名以上患者，急诊工作日接诊 15 名以上患者。

3）医院主管领导：需经全科医学相关知识培训，对全科医学有较清晰和全面的认识。

（2）全科临床培训基地师资条件

1）人员配备：a. 指导医师与培训对象比例为 1 : 2。b. 全院有不少于 5 名负责全科医学教学的骨干师资，其中，必备科室（内科、外科、妇产科、儿科、急诊科)每个科室至少1人;师资队伍中副高级及以上专业技术职务比例不少于1/3。

2)指导医师条件:a. 应接受省级及以上卫生计生行政部门认可的机构组织的师资培训,并获得师资培训证书。b. 理论课授课教师具有医学本科及以上学历、副高及以上职称;临床教学指导医师应具有医学本科及以上学历、主治医师及以上资格。c. 有临床带教经验,掌握和熟悉《住院医师规范化培训内容与标准(试行)——全科培训细则》要求。d. 具有良好的人际交流能力,团队合作精神与教学能力。e. 具备一定的科研能力,能指导学员进行科研工作。f. 热心于全科医学教学工作,取得全科师资资格后能够保证指导培训对象的教学时间,每年必须参加全科医学师资继续教育、不断提升教学水平。g. 每月指导或参与社区卫生实践工作不少于半天。

3)业基地负责人条件:a. 医学本科及以上学历,主任医师专业技术职务,从事本专业的医疗、科研和教学工作超过15年。b. 具有良好的教学组织管理和协调能力。

(2)全科基层实践基地

1)基层医疗机构标准:①基层医疗机构基本条件。a.为辖区卫生行政部门设置的、在当地具有示范作用的社区卫生服务中心或乡镇卫生院,设有全科和预防保健科。能够按照《住院医师规范化培训内容与标准(试行)——全科培训细则》的要求完成实践教学任务。b.辖区服务人口数原则上不应小于5万,每名指导医师经常联系的服务对象不少于200人。c.社区基本医疗服务和基本公共卫生服务功能完善。d.与上级医院建立有定点协作关系或双向转诊关系。e.有教室(会议室)、图书室、黑板、投影仪、计算机等必需教学设备条件;图书室至少有10种以上全科医学、社区卫生等相关领域学术刊物,20种以上常用参考书或工具书,具备一定的计算机信息检索功能。f.医疗设备应满足《住院医师规范化培训内容与标准(试行)——全科培训细则》的各项要求。

2)基层医疗机构师资条件:a.具有医学专科及以上学历、主治医师及以上专业技术职务,并有3年及以上社区工作经历。b.经过全科医师培训,并取得合格证书。c.应当有5名以上指导医师接受过省级及以上卫生计生行政部门认可的机构组织的师资培训,并获得师资培训证书。d. 指导医师应当具有团队合作精神。e. 指导医师每日平均服务量不低于 20 人。f. 保证教学时间,每年必须参加全科医学师资继续教育,不断提升教学水平。

3)专业公共卫生机构标准:①辖区政府设置的专业公共卫生机构应具备开展传染病报告和处理、地方病预防、慢性病报告、高危人群和患者干预与管理、职业病防护、突发公共卫生事件应急处理和健康教育等工作的能力和条件。②设有流行病与传染病预防控制、免疫预防、公共卫生、艾滋病性病防治、职业病防治、慢性病防治、健康教育与健康促进、理化和微生物检验等专业科室。在地方病和寄生虫病流行区,还应当设有地方病与寄生虫病预防控制相关科室。③人才梯队合理,中高级以上职称人员≥30%,医学本科及以上学历人员≥40%,承担高等医学院校公共卫生教学和实践任务。

83. 三级综合医院如何发展全科医学科？

作为全科医学起源地的英美两国，大型的教学医院一般均设有家庭医疗专科或门诊，包括我们的台湾地区，如台大附院、台湾中山医科大学附属医院，香港地区的香港大学玛丽医院、香港中文大学威尔士亲王医院，都开设有独立的家庭医疗相关科室。近年来，国内部分三甲综合医院在全科医疗方面也进行了探索和实践，比如浙江大学第一附属医院、邵逸夫医院、上海中山医院、四川大学华西医院、海口市人民医院等，也相继开设了独立的全科医疗专科门诊。因此，在大型医院推行全科医疗专科建设并非创新之举。

(1)认识层面　根据国内外的实践和经验，我们应该明确在三级综合医院独立设置全科医疗专科可行且必需。

三级综合医院设全科医疗专科，有利于弥补目前大医院过度专科化带来的弊端。

自20世纪70年代以来，随着医学发展突飞猛进，医疗技术和理论也随之迭代更新，大中型医院的内科逐步被分割成各个专科，并不断向纵深发展，除了北京协和医院，目前普内科在国内三级综合医院几乎绝迹。尽管专科的发展给患者，特别是专科疑难病患者带来了福音，但问题也随之而来。在专科越分越细的同时，新的问题也随之产生：有的专科派生出亚专科，甚至出现了专病医生只看专病的现象，细分的专科走入了“越来越专的死胡同”，这使得专科医师很难跳出本专业的思维对患者进行全面和系统的思考。专科医生的“管状视野”，专注局面淡化整体的思维方式，所造成的临床工作中误诊误治现象时有发生。海口市人民医院全科国际医疗科周仲华主任介绍了一个案例，令笔者印象深刻。这是她自己接诊过的一个患者，3 年来频频出现胸闷、头晕的症状，去了很多家医院，也做过很多检查，所有的专科医生均诊断该患者为由于心脏某血管的狭窄而引发的诸多症状，但是所有专科医生开出的大同小异的药物吃了 3 年而不见任何效果。无奈之下，抱着试试的态度，患者找到了全科医生周仲华主任，周主任经过认真分析和判断，否认了以往专科医师的诊断，丰富的全科临床经验及患者症状，使她判断出该患者仅仅是一例神经官能症患者，照此思路，她开出的药方，患者在服用3天，价值仅十几块钱的药品后，症状消失，又恢复了正常的学习和工作。类似从专科医生转来的误治的案例还有一些。而通过设置全科医疗门诊，可以克服专科医生们狭隘的专业视角，更有利对患者的疾病做出精准的判断。

三级综合医院设全科医疗专科，有利于为患者提供快捷、准确的医疗服务及分诊、转诊服务。

目前，我们的病人都很伟大，因为他们大都是自己对自己进行了初步的诊断，比如要去哪家医院，到哪个科室，挂哪个专家的号，这些本来应该是家庭医生来做出的判断，现在几乎全由患者自己来做了，患者自己成为自己的家庭医生。这样的结果可想而知，有些患者因为拿不准自己的病，很多时候，不得不辗转到多个科室去检查，而即便如此，也不一定能查出结果。尤其是那些涉及多系统、多器官疾病的患者，甚至是专科医生都拿捏不准患者到底应该到哪个科室去挂号。此外，从卫生经济学角度讲，“少见、不典型、多系统”的疑难杂症患者，需要经过较长时间才能有一定的诊断方向，这种三级综合医院全科医疗门诊缺失的现状，无端地让病人浪费了很大的时间成本和医疗费用加大、加深医患矛盾。更重要的是，有一些疾病是源于家庭原因造成的，这更是很多专科医生治疗疾病时的盲区，全科医学这种以家庭为单位进行健康指导及医疗服务的模式，是其他任何专科门诊和专业学科不可替代的。

三级综合医院设全科医学科，有利于开展全科医学教学活动，助推全科医生培养。

目前，专科医生培养全科医生的做法饱受争议，以国家卫生计生委颁布的《全科医生规范化培训内容与标准（试行）》为例，认定的全科医生培养基地全部为三级综合医院，必需轮转培训的 13 个科室专业性也都很强，所有带教指导的老师目前也绝大部分为专科医生。我们相信这些专科医生在各自的专业科室，如果认真带教，的确能教给未来的全科医生们一些必备的专业技能。但是，全科医学的服务理念，全科医学与普通专科不同的服务模式，将会非常欠缺。而国外全科医生的培训，以美国为例，大约有 20% 是在大型教学医院的全科医疗科室接受的规范化培训，其余约 80% 是在基层社区医院或全科医疗诊所接受的规范化培训。目前，我省承担全科医生规范化培训的基地医院大都没有设立全科医学科，这不仅不利于开展全科医生带教，而且也不利于全科专业住院医师的管理，相对其他专业，几乎都有自己的相关科室，而全科专业住院医师却没有自己相对应的科室，从心理上缺乏归属感；从教学环境上，缺乏相关的全科氛围，不利于全科医生成长；从服务模式上缺乏相应的教学指导，也不利于将来从事全科医疗相关服务。

三级综合医院设全科医疗专科，有利于联合、引领、辐射、指导、基层医疗卫生机构，健全具有中国特色的全科医疗服务体系。

三级综合医院设全科医学科有着基层医疗卫生机构不可相比的独特优势。比如，医院内强大的专科医师及资源背景，这样的全科医疗团队，比社区或诊所供职的全科医生更有底气，诊治范围更广，也更有服务的深度，并且也更方便与专科医疗服务直接对接。三级综合医院设置全科医疗科室，应发挥引领、带动及辐射作用，通过对接、联合等方式，加强与基层医疗卫生机构的合作与联系，在医疗转运服务、居民健康管理、健康信息互享、人才合作培养等方面，紧密合作，坚持“创新、协调、绿色、合作、共享”的理念，打造一个具有中国特色的全科医疗服务体系，对原来计划经济下农村居民几乎没有流动的现实基础上形成的县、乡、村三级基层服务网络进行革命性改造，运用动态、系统的思维，适应当前互联网背景下，农村居民流动性越来越频繁的现实特点，以统筹城乡的新型全科医疗服务体系，才能更好地为普通居民提供健康服务及医疗保障。

鉴于上述原因，早在 2010 年国家发展改革委、原卫生部等 6 部门联合出台的《关于印发以全科医生为重点的基层医疗卫生人才队伍建设规划的通知》（发改委社会〔2010〕561 号）中就明确提出“鼓励综合医院设置全科医学科，承担全科医师规范化培训任务的医院必须设置全科医学科，开展全科医学医、教、研工作。”因此，在三级综合医院设置全科医疗科不仅可行，而且必需。

（2）实践层面

1）独立设置全科专业机构：独立设置全科医疗科室是三级综合医院做好全科医疗服务的基

本前提。目前,河南省三级综合医院的管理者大都没有认识到设置全科医学科的必要性和迫切性,因此我省目前90%以上的三级综合医院没有开设全科医学相关科室。虽然有三五家设有全科医疗相关科室的三级综合医院,但并非独立设置,而是挂靠在急诊科或老年病科。根据国家有关政策要求,各地在督导检查全科医生规范化培训基地医院时,应将是否独立设置全科医学科作为一项重要的指标,对没有按国家有关文件要求独立设置全科医学科的三级综合医院,建议取消其全科专业住院医师规范化培训基地资格,甚至是基地医院资格。

2)选好用好全科专业带头人:建立健全独立的全科医疗相关科室对于推进全科医疗服务模式来说只是万里长征的第一步,也是必要的前提和基础,但是成立全科医疗科室之后,如果没有一个好的全科医生作为科室带头人,仍然不可能建好一个全科医学科,一定意义上来说,选好用好全科专业带头人直接关系到科室的发展,关系到全科医疗服务的质量和水平,是决定三级医院全科医学事业发展的核心和关键。对医院来说,选好用好全科专业带头人，与成立全科医疗科室同等重要，缺一不可，否则全科医疗服务不可能真正落地。

选好学科带头人后，要抓紧在其领导下，组建完整的全科医疗人才团队。团队成员应基本包括全科医生（最好中、西全科医师均有），护理人员、心理治疗师或咨询师、康复指导师、健康营养师；有条件的还可以招一批健康管理师及社会服务志愿者。整个团队要在带头人的领导下，牢固树立全科医疗服务理念，共同努力为服务对象提供相对全面的健康指导、健康教育、健康评估及健康生活方式干预、基本医疗服务等。同时要充分注重服务过程中细节及人文关怀，让服务对象能够充分感受到全科医生的温暖及特有魅力。

3）坚持医、教、研协同发展：医、教、研协同发展，不仅是整个医院管理的理念，也应该是医院各专业科室的理念，要融入每个医生的行动中。如果医生个体没有医、教、研协同发展的理念，整个科室，以及整个医院的医、教、研的协同性就不可能得到较好的体现。作为三级综合医院的一个专科，全科医疗科室也不例外。全科医疗整个团队要在坚持医疗服务的同时，将教学和科研融入其中，这样才可能使我们的全科医疗事业后继有人。此外，在科室装修和布局时，也应该综合考虑到医、教、研三个方面的相关问题。比如教学用房的保障（需要建立必要的示教门诊、讨论室），教学设备的购置与应用（拥有一定的实训教具和能够满足实训教学的场所），科研项目必需平台等。需要特别强调的是从事科学研究，发展医学科技，不受专业限制，应该成为每一个医学工作者的天然使命，全科医生也不例外。虽然社区医生从事科研在一定程度上受外在条件影响和限制，但亦有其优势。临床上大量常见病、多发病及慢性病病例，包括健康管理、健康促进，关注全人的整体性把握，比起治疗某一器官的专科医师具有绝对优势，因此，每一名全科医生都应该牢固树立科研意识。北京月坛社区卫生服务中心在杜雪平主任的带领下，开展对老年性骨质疏松预防及治疗的研究，荣获了国家级奖项。这充分说明，全科医生做科研不仅是应该、能够，而且是必需。可以说，全科医生离开了科研支撑，就不可能促进全科医疗及健康服务水平的快速提升。

4)坚持全科医疗核心理念:全科医疗与其他专科医疗相比,有其鲜明的专业特点。首先,要坚持对服务对象健康管理及医疗服务的连续性。其二,着眼家庭关系及健康照顾的整体性也是全科医生的一大特点。其他专科医生大都是就病说病,就病治病。但现实生活中,有一些疾病是由于家庭问题而引发的,如果想从根本上解决患者的问题,必须立足于家庭关系的改善,这些都是全科医生具有的独特优势。有些疾病通过夫妻共治、母子同调、婆媳互谅等,达到了最佳的治疗效果。

5)细心打造全科门诊的特色和品牌:三级综合医院设全科医学科后,科室内部还需要打造特色和品牌吗? 答案是绝对需要! 以海口市人民医院的全科国际门诊为例,有两个方面的特色优势:其一是他们的妇科特色,不仅能够在全科门诊完成一般的妇科检查,而且还可开展一些微创妇科手术;其二是设有专门的戒烟工作室,对服务对象烟民大力宣传控烟、戒烟。上述两方面特色,对于吸引和稳定服务对象发挥了较好的作用。其实,在全科医学科打造特色和品牌并不困难,关键是依据现有的人才团队优势去开发、去培植。比如中医、儿科、老年康复、舒缓疗护等,这些特色服务也具有广泛的社会需求。

(3)推广层面

1)实现三级综合医院独立设置全科医疗专科无空白:利用3~5年时间,继续大力宣传全科医疗理念,力争河南所有三级综合医院均开设独立的全科医疗科室或门诊。与医政、中医等部门联合,将三级综合医院独立设置全科医学科列入医院评审及年度考核内容。积极推进三级综合医院全科医学科机构建设。

2)鼓励三级医院在全科医疗相关科室指导下直接领办基层医疗卫生服务机构:推动城市大医院优质医疗资源下沉,包括硬件及软件两方面内容,重点是推广全科医疗服务理念和服务模式,为基层大力培养和输送全科医学人才。坚持结果导向,列入三级综合医院评估指标体系。鼓励每家医院自办或联合不少于3家社区卫生服务机构。

3)鼓励三级医院全科医疗专科与所有基层

医疗卫生机构建立“拉手”关系:定期指导基层医疗卫生机构开展全科医疗服务工作,加快推进信息化网络建设,建立健全健康信息资源互通共享机制,全力打造新型全科医疗服务体系。

84. 全科医生与家庭医生的区别与联系? 全科医生与专科医生的区别是什么?

全科医学又称家庭医学,全科医生与家庭医生就其医疗健康服务理念而言,都是为服务对象提升连续性、全过程、一体化、个性化、持续性的基本医疗及健康管理服务,从这个意义来讲,这两个概念是一致的,可以互为使用。但在特殊语景下,家庭医生的内涵稍大于全科医生。如加入家庭医生团队,为服务对象提供家庭医生服务的专科医生(如儿科医生、妇科医生等),也可称之为家庭医生,但却不能称之为全科医生。全科医生或家庭医生及其团队不仅服务于居民个人的全过程健康,而且还强调要服务居民家庭及其社区和谐,这一点是其他专科医生所不具备的。

85. 全科主体基地与基层实践基地如何一体化开展全科教学?

(1)全科专业的临床基地医院 应与联合教学关系的基层社区卫生服务中心或乡镇卫生院一同制订全科医生规范化培训的方案、计划,以确保全科医师规范化培训期间,合理安排整体轮转计划。

(2)全科专业的临床基地医院 应与联合教学关系的基层社区卫生服务中心或乡镇卫生院一同培训带教师资。无论是主体基地医院的全科师资,还是基层实践基地的师资,均应定期接受全科专业的带教师资培训,在全科专业住院医师带教过程中始终强化全科理念,提高全科医疗及健康管理能力。内化于心、融于日常。

(3)全科专业的临床基地医院 应与联合教学关系的基层社区卫生服务中心或乡镇卫生院一同研究全科教学的经验和问题,确保全科医疗、教学、科研工作整体、持续提升。

(4)主体基地医院 与基层实践基地之间积极探索一体化教学及双向转诊的医疗无障碍通道。如,基地医院医生应定期到基层实践基地参与带教、指导医教研工作；基层实践基地的带教老师也应定期到主体医院进修学习，互坐门诊，相互学习，共同提高。

86. 什么是连续性照顾门诊?

连续性照顾门诊是一种教学方法。是指在临床指导老师带领下，学员在一段时期内（至少半年以上），能够连续性接诊（或协助接诊）、医疗（或协助医疗）、康复及日常健康管理同一个服务对象或家庭的带教方法。以此来强化学员对服务对象及其家庭的全过程、持续性、个性化的健康照顾和基本医疗卫生服务。这种教学方法对于培养和强化全科医生临床思维、深入理解全科医学服务模式，具有十分重要的意义。经海口市人民医院全科医学科的教学实践，教学效果颇佳。这种方法适应综合医院全科医学科、基层社区实践基地带教。具体方法如下。

（1）明确连续性照顾门诊的服务对象　首先向全科学员讲解这种带教方法，并对该学员进行全科知识和理念的集中强化和全科能力的初步评估，结合学员优势和短板，与其协商确定1～3个签约家庭（或稳定的服务对象）。

（2）由学员协助管理确定服务对象的日常健康　了解其家庭成员组成、服务对象体质特点、健康风险因素、现有疾病，近期体检异常指标等。并定期与所服务的家庭及对象沟通、交流，引导健康生活方式。

（3）关注、接诊或协助接诊服务对象来门诊就医　教学期间，对服务对象每一次来门诊就医，所负责的学员要在老师指导下接诊或独立接诊（已获执业证者）。并分析和记录服务对象近期每次就诊的病情变化。在全科团队帮助下，做好下一步医疗计划，全力帮助患者康复，并持续做好服务对象健康维护工作。

教学举例：全科学员A，在指导老师带领下，于2016年1月至6月份在社区门诊进行连续性照顾门诊实践，为签约对象张三1家四口提供家庭医疗服务。在接受连续性照顾门诊教学之前，全科学员A首先对张三一家四口的健康信息了解、熟悉。其中63岁老年人1位，素有高血压病史；35岁张三，企业中层，体型偏胖；其妻32岁，教师；育有一子小张三2岁。在熟悉这一家4位成员健康信息的基础上，全科学员A拟定了工作计划和要点。比如接下来的半年期间:一是要持续协助老人做好血压控制;二是检查小孩子的免疫接种情况,需要提醒的接种时间,特别标注和提醒;三是针对张三夫妻健康现状、风险评估及日常健康教育,注意教师群体易发职业病的预防,引导健康生活方式。

接下来半年时间,张三一家 4 口人,所有来门诊看常见病的情况,全科学员 A 都会跟指导老师一块接诊。比如这期间张三母亲因血压控制不稳、失眠等原因 3 次来门诊看病。每一次血压变化情况、饮食、心理等状况,全科学员 A 都做了详细的记录,并在综合分析的基础上,和指导老师一起,拿出医疗及日后健康管理的建议。半年下来,在全科学员 A 提供家庭医生服务下,张三一家的健康状况得到了较好的维护。全科学员 A 与张三一家也建立了良好的信任关系。

87. 全科医生团队如何组建?

只有鼓励全科医生团队化服务,才能快速提升基层医疗卫生机构健康及医疗服务能力。以比较成熟的美国家庭医生服务模式为例,近 20 年来,他们的家庭医生已很少单独开诊所,90% 以上的家庭医生选择互相合作的方式，并与护士、药剂师、心理医师、营养师、社工人员及财务人员等共同组成团队提供社区卫生服务。以家庭医生团队的形式，借助团队的力量，尽最大可能为服务对象提供相对广泛的服务内容和范围，比如家庭医疗服务、围产保健、儿童保健、营养指导、精神与生理卫生及老年保健等。在团队力量下，使需要转诊给专科医生的病例下降到6%。并且，值得注意的是美国的家庭医生可以是专职家庭医生，也可以是在综合医院和专科医院工作的专科医生，甚至是医学院校的实习医生。由此来看，美国的家庭医生和专科医生并没有截然的差别。而且由于家庭医生和专科医生、专科医院的密切关系，使得他们能够对转诊后的病人进行更好地随访和照顾。在某些教学医院里，团队协作下的家庭医学科甚至取代了内科的地位。由此可见，发展全科医生团队对于其服务能力的提升至关重要。目前我国仍属全科医生事业的初期阶段，基层医疗卫生人员能力和素质参差不齐，更应该特别注重发挥全科医生团队的作用。借鉴发达国家的经验，组建包括西医师、中医师、社区护士、心理医生、营养师、健康管理师、社区义工等在内的全科医生团队,发挥集体的优势,相互扬长避短,加快提升基层医疗卫生机构全科服务能力,并通过能力提升重构与基层居民的信任关系,同时,还要加快转变目前专科思维模式,充分借助团队的力量和优势,对服务对象提供一直以来我们所提倡但仍然缺失的健康管理职能,全面促进服务对象改善健康、预防疾病,真正提升群众健康和幸福生活的指数,携手共筑健康中国!幸福中国!

目前,国内社区卫生工作中已探索的行之有效的全科医学团队建设模式有多种,如:北京方庄社区卫生服务中心的一医一护的小团队模式;北京展览路社区中医师+西医师+护理+公共卫生医师+健康管理人员+其他(七人小组)的形式;海口人民医院全科医生加专科医生的团队构建模式等,均有重要的参考价值。

88. 如何坚持中西医并重构建有中国特色的全科医生制度?

全科医学起源于18世纪的欧美,完善于20世纪60年代的美国,20世纪80年代末被介绍到中国。全科医学是集生物医学、行为科学和社会科学于一体的一门独特的综合性医学学科,是初级卫生健康和社区卫生服务的核心学科。经过全科医疗专业教育训练,并通过考试考核获得相应资质从事全科医疗服务的医生称为全科医生或家庭医生(本文通称全科医生)。全科医生主要特点是强调持续性、综合性、个体化的照顾,并对服务对象全程负责式的照顾。全科医疗与大中型综合医院的专科医疗模式相比较,全科医疗具有首诊服务、一体化服务、连续性服务、协调性服务等特点,解决人群健康问题和公共卫生问题;对疑难、危重病人开展专科会诊或双向转诊。

坚持中西医并重,构建中国特色全科医生制度体系必要性、可行性。

满足人民群众健康服务需求的必然选择。全科医学、全科医疗及全科医生的概念虽然是舶来品,但全科医学并不排斥传统医学。2008 年,国家中医药管理局副局长马建中在世界卫生组织传统医学大会上指出:“人类文明步入 21 世纪之际,科技在发展,社会在进步,医学在发展。人类在改造自然的同时,也不得不面对生存环境的变化导致的一系列问题。因此,医学模式逐渐发生变化,回归自然,追求健康,日益成为人类共同的理想,包括针灸在内的传统医学必将在未来的人类卫生保健体系中发挥越来越重要的作用。”世界卫生组织也提出,实现“人人享有卫生保健”,应当推广传统医药。中医不仅重视治病,更强调治未病,保健养生是其重要内容之一,完全符合全科医学及健康管理的理念。中医药服务可参与、融入家庭健康服务的各个阶段,可服务不同性别、不同地域、不同年龄段的全部居民,具有西医不可替代的优势和价值。对此,必须坚定对中医的理论自信、能力自信。

降低人民群众医疗费用的客观要求。不断增长的医疗费用负担是目前世界各国医疗保障体系需要面对的共性问题。全科医学在世界范围内能够得到快速发展,重要原因之一是其科学合理的健康及医疗服务模式可以降低医疗费用,节约医疗成本,如首诊负责制、一体化、连续性等。数千年来,中医以临床疗效确切,救治方法多样、简便,治疗费用低廉,在目前仍然拥有大量“粉丝”,中医及其他民族医学在城乡居民中仍然有较好的群众基础。以经络学说、阴阳五行学说、脏象学说、气血津液学说等认识论为基础，中医在健康维系方面，"法于阴阳、合于数术"，形成了既丰富多彩，又完整系统的学科体系，在世界医学体系中独树一帜。回顾"赤脚医生"的历史发现，在20世纪六七十年代中国能够以占世界1%的卫生费用，解决了世界22%人口的医疗保健问题，且医疗、公共卫生覆盖率高达85%，乡村医生创造奇迹的一条重要经验就是真正坚持了中西医并重。

践行新时期卫生工作方针的具体体现。"坚持中西医并重"是新时期卫生工作方针的重要组成部分，也是汇集中国智慧解决中国医改问题的中国式办法。建立和健全全科医生制度，恰好给中医发展提供了历史性机遇，正如梁万年先生所说："中医与全科医学，在服务理念上有相当大的相似性。"大力推进全科医学的发展是我国医疗改革的重要方向，中医学必须牢牢抓住这一时代机遇。中医学在中国特色全科医学体系中不仅占有相应的地位，而且应有所作为，有所突破，为推动世界全科医学发展做出贡献。政府工作报告已将“健全分级诊疗体系,加强全科医生培养”列入2014年度重点工作内容。分级诊疗要求建立全科医生首诊制度,贯彻落实中西医并重的卫生工作方针,力争大力培训中医全科医生,在数量上占优势,在质量上过硬,在待遇上倾斜。

构建中国特色全科医生制度体系应充分借鉴国际较为成熟的全科医生制度及实践经验。

构建院校医学教育、毕业后教育、继续医学教育三位一体。在英国、加拿大等全科医学发展较早的西方国家,医学类院校几乎都开设有全科医学系,使30%～60%的医学生有机会参加全科医学知识及必备职业技能的学习或培训,而目前国家医学院校,开设全科医学系的,以全科医生为培养目标的高等院校还为数较少,招收规模不大。2010年起国家已连续7年为农村订单式培养全科医学方向临床专业学生,累计招生3万余名,数量仍远远不够。此外,毕业后教育应进一步加强,同质化开展全科医生规范化培训,加强全科医生继续职业教育,完善医师终身学习的制度设计。

充分借鉴国外全科医疗模式。全科医疗是

由全科医生所从事的医疗实践活动，它是在现代医学模式指导下，为社区居民提供的以个人为中心、家庭为单位、社区为范围的连续性、综合性、协调性、可及性、个体化和人性化的医疗保健服务。其最大优势在于为合理的分级诊疗制度奠定了基础，使就诊病人根据其病情科学合理有序地在不同的医疗机构之间流动。并且其签约式、全程式的健康管理及医疗救治，有利于改变目前国内“点状就医”就医模式（医院视病人每次看病均为第一次，导致对病人多次检查重复）带来的医疗资源浪费。

注重团队协作，发展社区义工。借鉴其他国家经验，例如，在泰国卫生人员配备一般是：1名接受过2～3年培训的医生（卫生员）、1名助产士、1名护士。此外，社区卫生服务中心和乡政府一起聘请大量的社区卫生志愿者，每个乡大约有20名左右，他们从事社区卫生工作时身着专门的制服，主要职责是配合社区医院及社区卫生服务中心卫生人员提供院外服务，如健康促进、家庭保健、计划免疫及健康卡的审定和管理工作等。村卫生室只是在比较偏僻的农村才设立，服务人口 500～1000 人。村卫生站一般只配备一名社区卫生工作者,工资来自国家卫生部。主要服务内容包括:健康促进、疾病预防及疾病的简单处置等。同样在欧美国家,做义工是非常普遍的现象,甚至个别国家的中学的课程还包括一定的义工学分,学分不够是不能毕业的。在全科医疗团队中发展社区义工,不仅能减轻团队工作负担,而且还可以减少财政投入,加强社区精神文明建设,义工本人还可以学到很多保健知识,可谓一举多得。

政府特殊的支持及鼓励政策。美国全科医生培养,从上大学算起,至少需要 11 年。正式执业后,每年还要对全科医生进行更深入的专科训练,以提高全科医生的能力。为了鼓励新医师加入到全科医生队伍,全科医生的经济收入和福利逐年提高。此外,英国、加拿大等国家,利用提高全科医生待遇等政策杠杆来鼓励优秀医师从事家庭诊疗。在英国,根据英国 1948 年形成的国民医疗保健体制,英国城市和乡村每一个社区都建立了全科诊所,再加上一些规模较大的地区性公立医院,构成一个覆盖全国的医疗保健网。英国的全科医师制度较为成熟和完备，保险公司只负责经过家庭医生同意的继续治疗费用。再如，由于家庭医生数量不足，加拿大政府也采取了鼓励措施引导医生到偏远地区从业。如：免除 8000 加元的助学贷款（约 4.9 万元人民币）；提供奖学金；在录取时提供优惠措施。

中医借助全科医疗模式将会促进中医学与全科医学相互交流和繁荣。

目前中医发展的困境。中医作为中国传统医学，历经数千年的探索、实践，体系完整，临床疗效明显，在西方现代医学传入中国以前，中医承担了国人健康保障的重任，在长期的实践中，中医名家层出不穷，中医理论系统完备，中医疗法丰富多样，中医方剂递进式增加，中医流派精彩纷呈……中医代代相承，"上工治未病"及各种辩证思维和方法，无不深深打上了一个民族的性格和智慧的烙印，蕴涵着一个民族在疾病面前不屈服、不低头，知难而进的探索精神。至今仍拥有良好的群众基础，在居民健康及医疗服务中发挥着不可替代的作用，这种现象在世界范围内也绝无仅有。西方现代医学传入中国以后，中医曾一度受到冲击，尤其是近 30 多年来，医疗机构受现行体制机制等因素影响，特别在当今医疗机构普遍市场化、产业化所带来的逐利性，把农业时代形成的以自然疗法为主的费用低廉的中医挤到了医疗这个大舞台的一个小小角落。中医院，特别是大型综合性的中医院，西化现象严重，中医发展面临被边缘化的困境。

国际全科医学发展亟待突破。经过西方国家 100 多年的探索和实践，适应战后疾病谱的变化及居民健康需求，全科医学逐步发展壮大，并被越来越多的国家和地区认可和接受。全科医疗的工作模式，带给服务对象的是契约关系下的完整的医疗照顾，不仅更科学合理，而且通过分级诊疗和双向转诊，可合理利用医疗资源，节约医疗费用，提高了健康管理成效。这也是全科医学发展不可阻挡的社会需求。然而，经过长期的实践和探索，虽然全科医疗的服务模式已带来了诸多成效，但其进一步降低医疗费用的空间有限，医疗效果的进一步提高，医疗费用的再下降，则需要借鉴和引进更好的智慧来发展全科医学，这无疑给传统医学的引入和发展，提供了机遇。

中医作为传统医学优秀代表,强调生命与生态环境的良性互动("天人合一"),强调预防为主的思想("上工治未病"),重视绿色、自然疗法("天人合一"),具备丰富的健康养生理念("法于阴阳、合于术数")、注重个体差异,坚持个性化治疗("同病异治,异病同治"),强调社会伦理道德("先发大慈恻隐之心,誓愿普救含灵之苦")等等,中医这些特质,决定了其在社区卫生及居民基本健康保障中大有可为。中医与全科医疗服务模式的结合,既是全科医学发展的需求,也是中医自身发展的需求。全科医疗服务模式带给中医的将是广阔的服务空间和巨大的学科实践发展的机会,而中医带给全科医学将是服务能力的提升,资源成本的进一步下降及学科体系的进一步丰富、完善。

中医学与全科医学结合的契机业已成熟,两者协同发展值得期待。全科医学传入中国20多年来,其发展大致可划分为三个阶段。第一阶段:20世纪80年代末至20世纪90年代末为启蒙阶段。这一阶段,使政府层面认识的发展全科医学的趋势和必要性。标志是1997年《中共中央国务院关于卫生改革与发展的决定》中提出要“发展全科医学,培养全科医生”。第二阶段:2000 年至 2009 年,为探索阶段。这一时期,伴随着政府对社区工作的加强,各地对全科医疗模式进行了积极探索。表现为一些大型综合性医院,如浙江大学邵逸夫医院设置全科医疗科,2005 年开始,政府投资对城市社区卫生服务中心全科医生、护士及医技人员进行岗位培训,2005 ~ 2010 年,以河南为例,利用中央财政对 1.2 万名社区医生开展了以“全科医学”知识为主要内容的全科医生岗位培训。第三阶段:2010 年至今,为大力推行和实施全科医疗服务模式阶段。出台十余个发展全科医学的制度性文件。如 2010 年国务院六部门出台《关于印发以全科医生为重点加强基层医疗卫生机构人才队伍建设规划的通知》(发改委社会〔2010〕561 号),对中长期全科医学发展及全科医生培养工作进行规划;2011 年国务院出台《关于建立全科医生制度的指导意见》(国发〔2011〕23 号),明确提出建立全科医生制度的指导思想、原则、方法、举措、保障措施等。确定了在我国建立全科医生制度的战略性选择。自

2010年开始,加大培养和培训全科医生工作力度,中央财政投入为中西部地区订单式培养全科人才;大力开展乡镇卫生院及社区卫生服务机构在职在岗医生的全科医生转岗培训。2010～2016年,六年间,河南累计为农村定向招录及按全科方向培养3000余名本科生,已安排培训周期为1年的基层医疗卫生机构全科医生转岗培训1.5万人,3年制规范化培训全科医生2000人,2年制助理全科医生培训500人。以上均为中央财政支持的全科医生培养项目。在这一系列政策背景下,中医学只有积极融入全科医疗模式,才能够获得更大的发展机会。日前,李克强总理在《政府工作报告》中强调解决医改问题的中国办法,无疑为中医学与全科医学的结合,提供了难得的契机。如果两者能够结合、协同发展,其前景不可限量。不仅有利于构建适合中国国情的医疗卫生保障体系,而且中医药学也必将为世界全科医学的发展注入新的活力,为更多国家和地区接受中医提供了难得的平台和机遇。

促进中医学与全科医学相结合,构建中国特色全科医生制度的具体建议。

西方发达国家的全科医生制度因国情而不尽相同，中国发展全科医学，做出建立全科医生制度的政策选择，不可能照搬照抄国外现有的制度体系，必须结合中国国情，积极融入中医，方能走出一条适合我们自己的全科医学发展道路。

在全科理念下，加大中医或中西医结合全科医生人才培养力度。近年来，中医院校毕业生就业困难，导致本来招生量不足西医专业的中医学生转行率升高，中医从业人员相对不足，素质偏低，后继乏人。数据显示，1990 年以来，中西从业人员占卫生技术人员比例呈逐年下降趋势。如果不抓紧采取有效措施加以扭转，预计到 2020 年中医从业人员占卫生技术人员比例将不足 3%。目前，以中医和中西医结合为执业方式的乡村医生不足乡村医生数量的 1/3；而在城市社区卫生服务机构的中医和中西医结合为执业方式的医师不足全部医师的 1/6。且现有从业人员中学历偏低，职称结构以中级为主体，高素质人才的缺失，必然导致中医药特色难以发挥，服务面狭窄，质量难以提高，与健康需求相比明显不足。建议中央财政支持的农村全科专业定向医学生培养中增加中医临床专业招生比例。同时,应进一步加大中医学在西医临床专业全科方向定向医学生教学课程中的比例,注重在未来的全科医生中培训中医临床思维。这是发展中医全科医学的重要基础和前提条件。同时,在基层医师的培训中,也应进一步加大中医学教学内容。鼓励中、西医不同执业类别医师相互学习、交流。

参照"全科医生特岗计划",切实提高基层中医师待遇。积极争取中央财政投入,设中医全科医生特岗,切实提高基层中医师待遇。从政策设计上缓解中医人才不足的现状,发挥中医药"简便廉验"的优势。从卫生经济学角度来看,政府对中医人才待遇投入的增加,必然导致中医药服务能力的增强,进而降低医疗服务费用,才有可能用"中国办法"解决好医疗费用过快增长的世界性难题,增加医改成功的砝码。

中国特色全科医生制度的设计,应始终坚持"中西医并重"的卫生工作方针。首先,要在医疗资源配置中,提高中医药比重,逐步增加中医医疗资源总量在我国医疗卫生体系中所占比例,使之达到或超过总量的 1/2,方能体现中西医并重的国家战略。制订优待政策,鼓励大力开办中医类诊所,大力发展具有中医性质的健康产业,加大中医药在防病、治病中发挥应有作用。其次,在人才培养、科研投入、产业开发等方面,与西医相比应给予同等待遇。

强化中医特色,大力推进中国特色的全科医生制度建设。

(1)将中医药融入全科医生整体制度设计 研究制订将中医药与全科医学协同推进的战略发展规划。可根据居民对全科医疗服务的需求,深化中医药体制改革,在全科制度体系中,增强责任感、紧迫感,加快发展中医药事业。

(2)在全科医疗体系建设中加大中医保健及诊疗知识的普及推广 建议在全科医疗团队建设中要求至少有1名中医师,在社区或农村居民中的中医爱好者群体发展社区义工,保护和支持各类中医正能量发挥作用。营造中医发展的良好环境。

(3)在全科医疗服务中大力推行中医适宜技术 应系统评估、筛选出一批适合在全科医疗服务中推广安全、有效、经济、适用的中医适宜技术和方法。并由政府主导建立中医适宜技术推广的平台和渠道，促进成果转化，在全科医疗服务中造福居民，不断培育、巩固和扩大中医在全科医疗中的地位、影响力和作用。

89. 什么是农村订单定向医学生？他们毕业后需要参加住院医师规范化培训吗？

为缓解农村医疗卫生机构优质人才短缺问题，国家自2010年起，订单式为农村（乡镇卫生院或社区卫生服务机构）培养本科和专科层次医学人才，简称为农村订单定向免费医学生。培养专业主要是临床医学、中医学（含民族医学）专业。高考录取实行单列志愿、单设批次、单独画线，本科计划在本科提前批次录取，高职计划在高职提前批次录取。招生计划面向培养高校所在地的省份招生，原则上只招收农村生源。同时，学生在校期间将享受“两免一补”政策，即免除学费、免缴住宿费、补助生活费，毕业后按照学生入学时签订的协议，约定到基层工作6年。本科层次订单定向医学生毕业后，须纳入住院医师规范化培训培训，三年培训期计入6年服务期。

90. 什么是专科医生培训?

（1）基本概念 首先，从宏观上来说，国际医学教育的三段论是指：院校医学教育、毕业后教育和继续医学教育。而毕业后教育目前在我国的政策设计包括两个阶段：一是毕业后的前3年，称之为住院医师规范化培训，二是完成住院医师规范化培训之后的专科医师规范化培训（根据专业不同，一般为2～4年）。可用下面的公式来表达。

毕业后教育=住院医师规范化培训（一般为3年）+专科医师规范化培训（一般2～4年）

由此可见，专科医师规范化培训中的“专科”一词并不是与“全科”相对应的概念，而是和住院医师规范化培训一起构成完整的毕业后教育体系。

住院医师规范化培训与专科医师规范化培训的区别详见下表。

比较点	住院医师规范化培训	专科医师规范化培训
时间安排	医学生本科毕业后即进入培训	完成住院医师规范化培训,并合格后
参加对象	医学本科毕业生;或在读专硕临床专业研究生	住培合格生;或在读专博临床专业研究生
培训目标	医学生向临床合格医生转变	合格医生向专家型卓越医生的转变
培训内容	以"三基"为主,重临床动手能力	以岗位胜任力为主,强调提升综合素质
培训时间	一般为 3 年	根据专业不同,一般为 2~4 年
学位对接	可与专业硕士学位对接	可与专业博士学位对接
政策要求	2020 年后,临床医生必须参加	自 2016 年起试点探索,各地在住培工作基础上,有选择地自愿参加
职称对接	临床医生晋升中级职称的必备条件之一	临床医生晋升副高职称的优先条件之一

（2）目的意义　2013年12月，国务院7部委联合印发《关于建立住院医师规范化培训制度的指导意见》（国卫科教发〔2013〕56号），对建立住院医师规范化培训制度做出了总体部署，并于2014年在全国各地普遍实施。在此基础上，尽快启动建立专科医师规范化培训制度，是形成较为完整的毕业后医学教育体系，贯通高素质临床医师成长渠道的必然选择。通过开展专科医师规范化培训制度试点，总结经验，完善政策，并逐步推开，为在2020年在全国范围初步建立专科医师规范化培训制度，形成完整的毕业后医学教育制度打下坚实的基础。

（3）既往探索　1993年，原卫生部印发《临床住院医师规范化培训试行办法》，将住院医师培训分为“3+2”的两个阶段进行，其中第二阶段即类似于专科医师培训，部分地区和医学院校开展了相关的探索工作，对提高临床医师的技术水平和服务质量发挥了重要作用。2004年，在财政部的支持下，开展了《建立我国专科医师培养和准入制度研究》的课题研究，制订了临床18个普通专科（二级学科）、内科和外科下的16个亚专科(三级学科)培训标准、基地认定标准等,前者后来融入住院医师规范化培训。2006年,启动了专科医师培训试点工作,先后在19所高校、100家医院的1112个专科基地开展了试点。另外,原卫生部结合专科医师准入选择了骨科等部分专科开展专科医师培训试点。北京、广东、四川等作为试点省,浙江、江苏等地区的部分医院开展了专科医师培训试点工作,上海市也于2013年全面推开专科医师培训试点工作。前期的探索工作不仅促进了住院医师规范化培训制度的建立,也为推出专科医师规范化培训制度试点提供了重要的实践依据和初步经验。本次试点是在国家已经建立实施住院医师规范化培训制度的基础上开展的,既包含探索完善培训模式、培训标准等教育培训政策的内容,同时也包括对于人事薪酬待遇、财政保障等培训支撑政策的创新性实践。有关经验和做法将为下一步建立专科医师规范化培训制度提供借鉴。

(4)培训内容　通过开展制度试点,研究完善专科医师规范化培训的专科设置、培训对象、培训基地、培训内容与标准、培训招收、培训模式、培训考核等教育培训工作要求和组织管理实施体制机制，以及相关人事待遇、经费保障、学位衔接等配套政策措施，形成更为清晰明确、严格规范、易于操作、效果良好的政策制度。

（5）培训场所　专科医师规范化培训需在经过认定的培训基地进行。培训基地必须符合统一制定的专科医师规范化培训基地认定标准并经过严格遴选、规范认定。培训基地设在经过认定的条件良好的三级医疗机构，培训基地下设若干专科基地，专科基地由本专科科室牵头，会同相关轮转培训科室等组成。符合条件具有专科优势的其他有关医疗卫生机构根据需要可作为协同单位，纳入相应专科培训体系，共同承担一定的培训工作。根据既往规定正在开展专科医师培训的，随着制度试点工作的推进，需按新规定逐步融入国家推出的专科医师规范化培训。

（6）其他问题　关于专科医师规范化培训的专业、培训过程管理、基地医院申请、经费补助、培训模式与方法、考核形式、方方面面相关衔接的问题，将随着试点工作的推进和深入，逐步一一明朗。

91. 如何做好中医住培?

中医住培应遵循自身规律。2015年,中医住院医师规范化培训工作开始开展,各地积极行动和探索。中、西医专业住院医师规范化培训的目的都是加快促进医学生向合格临床医生的成长和转变,将医学生在高等医学院校教育阶段学到的理论知识内化成临床工作的能力,通过标准化、规范化的培训流程,利用3年左右的时间,使临床医生的水平达到相对同质化的效果。但住院医师规范化培训制度是个舶来品,对中医专业住院医师而言,尚没有十分成熟的经验可资借鉴,需要中医界同仁大胆探索,遵循中医人才成长自身规律,坚持结果导向,鼓励在培训方式、方法等方面进行创新,借助建立和完善毕业后医学教育制度机遇,加快培养中医临床专业人才。

(1)应强调整体性及中医临床思维　中医临床思维是中医专业住院医师规范化培训的一条主线。力争通过3年住院医师的培训,让学员们能够从整体、动态的视角面对人体生命健康与疾病状态,熟悉中医立法制方原理和古今中外经典有效的方法,做到天人合一、三因制宜、标本缓急，或治人或治病或治证或治症或治体质，或一法直指病的，或数法数方临机应证组合，临证选法用方用药能够“随机应变”，组成施治的处方虽然只有几味并不起眼的常见药物，却能够抓住复杂疾病状态过程中的核心或关键所在，把握疾病发展的全局，或步步为营，或攻或守或攻守兼备，落笔便是名方，出招便能制胜。达到“活法活用”“手中无剑，心中有剑”的效果。

（2）应更加重视师带徒及专业深度　只有继承好，才能创新好，继承是创新的前提。数千年来，中医在发展过程中形成的师带徒等传统中医人才培养模式对促进人才培养和学科发展，发挥了重要作用。因此，中医专业的住院医师规范化培训过程，绝不仅仅是临床主要科室的轮转式培训，应充分借鉴“师带徒”的方法，鼓励学员跟师（或固定一位老师，也可拜多位老师）进行临床学习，所轮转的科室也不仅限于“扩大知识面”，而应该在导师指导下努力探究其专业的深度。

（3）过程考核应更加重视临床能力　住院医师的过程考核对促进其成长，确保培训效果，发挥着非常重要的保障作用，加强对中医专业住院医师的过程考核同样重要。但过程考核的方式方法,应结合中医特点来组织。比如西医类别的出科考科,有理论考试和技能考试两种,以临床岗位胜任为核心。中医专业的出科考核,应更多地贴近临床实战,比如在中医内科培训结束时的出科考核,不妨请学员到门诊来,直接面对病人(与患者事先进行沟通,并征得同意),进行真实病例的测定和考核,学生完全按规范的要求进行独立接诊,完成后由考核组对其进行综合评价。如此,方能加快学员成长,纠正学员不足,规范诊疗行为,并逐步提升学员临床能力。

(4)应规范和鼓励西学中或中学西　应加快研究跨专业培训混合式培养临床医学人才的方法和路径。在住院医师阶段,应为“西学中”和“中学西”设计无障碍通道,规范途径、方法、模式,为促进医学科技创新、提升临床能力、造福人类健康大开方便之门。

92. 何谓急需紧缺的卫生专业?如何通过住院医师招录培训平衡优化临床专业布局?

人员现状已明显不能满足该专业医疗卫生

服务实际需求,亟待通过增加人员、提高服务能力来解决的医疗卫生专业,称之为急需紧缺专业。目前表现突出的急需紧缺专业主要有全科、儿科、精神、急诊、病理、康复等。住院医师规范化培训作为医生执业生涯承前启后的过渡阶段,也是调节临床医学专业结构的最佳时期。通过有计划的住院医师招收工作,可以增加紧缺专业的招收人数,使住院医师完成规范化培训工作后,更好地满足社会及行业需求,实现招收专业与临床需求之间的精确对接,有利于减少培训工作的盲目性,提高培训针对性,有利于住院医师就业,最大限度减少和避免培训浪费,具有十分重要的意义。以全科专业为例,为增加住院医师的招生人数:一是可以通过全科专业优先招录的原则给基地医院分配名额(全科专业住院医师如完不成年度招收任务,其他专业也暂不允许其招录,全科专业住院医师规范化培训做不好,其他专业基地一并撤销等);二是适当提高紧缺专业的培训期间待遇,使其适当高于其他非紧缺专业,有利于吸引符合条件的人员报考紧缺专业;三是认真做 好政策宣传工作,引导社会学员自觉选择紧缺专业参加住院医师规范化培训。

93. 可以吸引社会资金用于住院医师规范化培训吗?

国家卫生计生委等7部门《关于建立住院医师规范化培训制度的指导意见》(国卫科教发〔2013〕56号),第十三条"经费保障"中提出,建立政府投入、基地自筹、社会支持的多元投入机制。可见社会资本可以参与、支持住院医师规范化培训工作。在北京宣武医院及上海市部分住培基地医院,基地医院运用社会捐资成立了优秀住院医师的专项奖励基金,发挥了较好的效果。因此,无论是从政策上来看,还是从实践来看,社会资金如何使用合理、合法、得当,可发挥出较好的效益。逐步完善中央、省级、地方、基地、社会等多元投资的住培资金保障机制,全面助推住院医师规范化培训工作。

94. 如何发挥退休医学专家教授在住培中的作用?

莫道桑榆晚,为霞尚满天!退休医学专家是各住培基地宝贵的教学资料,是一座金矿!

（1）邀请退休医学专家教授参与住培教学　如：根据退休专家身体状况及时间安排，定期不定期请老专家给住院医师开展大讲课、小讲课、病例讨论，教学查房等；也可安排住院医师主动定期不定期拜访老专家们，参与整理老专家的学术思想、著作。如开封中心医院还安排住院医师可以选择老专家们为导师，每年举办隆重的拜师仪式。

（2）邀请退休医学专家教授参与住培教学管理　可选择一批精神旺盛、热爱教学的老专家组成住培工作的顾问团队，发挥智囊作用。为住培工作出谋划策，一些重大决策出台前征求他的意见和建议。也可让他根据兴趣和身体情况，参与基地医院的住培评估、督导等工作。最大限度让老专家们的智慧、思想、学术、精神等，在住院医师这一群体得到继承和发扬。

95. 医学院校教育如何与毕业后教育做好衔接？

（1）首先在院校教育阶段　校方有责任通过适当途径向医学生宣讲医学教育形势与政策，了解医学教育的一般规律，使医学生了解、熟知医学教育特殊性(如长学制、精英化、严谨性、人文性等),知晓医学教育由院校教育(一般为5年)、毕业后教育(一般3~5年)及继续医学教育(终身)三阶段构成。并在实习教学环节安排一定的动手及实践机会,提前与毕业后教育内容相连贯。尤其是在能力培养定位上,既要体现出与毕业后教育的差异性,也要体现其连续递进的上升性。克服当前普遍存在的因考研等原因而带来的忽视临床实习的现象。

(2)在毕业后教育阶段　根据教育部、国家卫生计生委等部门有关文件精神,专业型临床专业研究生除完成学校规定的相关课程外,应依据国家卫生计生委发布的毕业后教育相关专业培训内容和标准进行,在国家公布的毕业后教育培训基地医院完成严格的临床培训任务。其中专业型硕士与住院医师规范化培训相关专业对接,专业型博士与专科医师培训相关专业进行对接,医教协同改革,全力推进医学人才培养。

96.如何推进住培工作整体均衡化开展?

(1)国家层面　应采取“精准帮扶,均衡发展”的策略，因部分中西部地区住培工作基础较为薄弱，而成为全国住培工作的短板和洼地。为促进住培工作均衡发展。可根据住培年度评估结果，借鉴行之有效的帮扶工作模式，立足于促进其自我发展的基础上，着眼长远，系统化、全局性设计帮扶工作方案，内外同时发力，采取外派住培学员与本地招录培训相结合的方式，精准施策，加快推进住培薄弱地区工作力度。力争用 2 ~4 年时间，加快构建起完善的住培工作体系，实现基于自主的住培工作良性运行目标。“全国一盘棋”，力争 2020 年，实现住培工作的整体性均衡化健康稳步可持续发展。

(2)省级层面　首先应高度重视区域内临床医学人才培养协调发展，在住院医师招收工作中，对来自省内欠发达地市、国家扶贫开发重点县的申请人，在同等条件下优先录取。同时，在基地建设、住培师资培训、经费投入等方面予以重点支持。加大对紧缺专业医学人才的招录、培养和使用工作力度，从岗位吸引力着手，补足短板。加大督导评估工作力度，落实基地医院和专业基地的动态调整机制，及时淘汰工作不力的住培基地和专业基地。

(2)基地医院层面　刚刚起步的住培基地医院,住培工作发展难免出现不均衡。起始阶段,应树立一两个好的专业基地(科室)典型,然后再以此为样板大力推行,类似于“先让一部分人富起来,然后先富帮后富”的决策理念。逐步以点带面,整体上做好住培基地所有专业的住培工作,在推进过程中,要注意建立和完善良好的运行制度(如相关的激励机制等),辅之以定期检查评估考核与排名等管理手段,假之以时间,基地医院的住培工作一定会实现整体上的良性运转。

97. 请简述国外住培工作发展及主要发达国家住培工作经验?

针对住院医师进行标准化规范化培训,最早源于 19 世纪中晚期的德国,20 世纪之初英美主要发达国家逐步探索、确立和完善了住培制度,至今已走过了 100 多年历史,住培与院校医学教育、终身继续医学教育一起形成了国际医学教育的普遍做法和一般规律。下面,简要介绍

日本:对指导教师和培训环境也作评价

日本医学院校学生毕业后,都要选择可以承

接住院医师培训任务的医院参加系统的住院医师培训。日本政府委托各专科医学会，负责制定本专科医师培训的计划和规范，学员必须完成第一阶段培训并取得合格证书，方可进入专科医师培训。专科医师考评体系由国立大学附属医院院长委员会教育研修问题委员会设计，在评价住院医师实践能力的同时，对指导教师和培训环境也进行相应评价，专科住院医师需通过专业学会组织的笔试及专业技能考试。

第一阶段为临床住院医师培训，让学员学会各种常见、一般性疾病的诊断、治疗与照护能力，学会与病人、家属及医疗团队成员的沟通，养成对专业的敬重与责任感。

第二阶段为专科医师培训，完成3年以上的各专科培训。高年资住院医生的第3、4、5年，由医局派遣到不同的培训医院，选择并侧重学习未来想从事的具体专业，继续接受专科医师培训，由临床研修医晋级成为一名专业研修医（即专科住院医师）。

澳大利亚：培训过程有系统评价

澳大利亚的专科医师培训沿袭了英国的毕

业后系统临床培训模式,全国专科医师学院制定培训要求,并管理专科医师的培训教育和考试。各专业医学会负责组织安排专业培训工作。专业培训计划分为两个阶段:初级培训阶段和高级培训阶段。根据各专业的不同,持续 3 ~ 7 年不等。进入专科培训的第一步是争取到一个培训职位,向某一专业医学会申请一个由各州卫生署批准的专科培训职位。其中高级培训的职位是有限的,其申请须通过竞争。经过专业培训,取得专科医师资格。专科医师培训的整个过程都有系统评价,包括在经验上取得的进步和承担责任的水平,要想很顺利地通过这些考试而成为一名专科医师,不参加这些培训项目是不可能的。

澳大利亚的医师注册由医学委员会管理,每个州和地区都有各自的政策,来管理医生注册。如果初级医学资格是从海外获得的,须通过医学委员会的考试,并在监控下完成一定期限的认可培训。

加拿大:以胜任力为核心

加拿大皇家内科医师和外科医师学院负责对专业医师的资格认可。使用由加拿大皇家内外科医师协会、加拿大家庭内科医师协会和魁北克医师协会开发的,针对大学所属住院医师项目进行评估和认证的国家标准。以医师的胜任力为核心,围绕医学专家、交流者、合作者、管理者、学者、健康倡导者和职业精神 7 个方面进行培训。每一方面的培训都有详细的通用标准,各个专业也有本专业 7 个方面的详细标准。同时也制定了住院医师培训基地的行政管理机构、目标、组织结构、教学资源、评估方式等内容的标准。标准中有"必须"和"应该"之分,"必须"指绝对需要符合标准要求,"应该"指高度符合标准要求。学生经过 4 年的医学院教育,必须再经过至少 3 年的住院医师培训并通过考试,才能获得从业资格。

印度:可按兴趣参加初考

印度专科医师的培养过程受英国影响较多。实习住院医师培训完成后,可以按照自己的兴趣或需要参加初级考试。通过初考后,进入 2 ~ 3 年的住院医师培训,之后可以在印度医学理事会承认的全科培训机构完成全科医师培训,成为普通全科医师。也可以在 8 年内,通过专科医师考试,在所选择的医学专科领域，完成4～6年的专科医师培训，考核合格后获得由国家考试委员会颁发的涉及22个学科范围的专科医师执照。

医学生也可以在实习期后考取研究生，继续进入高等学校深造，拿到研究生学位可直接申请参加终考，经考核取得专科医师资格文凭。具有研究生学位的医师，还可以参加涉及11个学科范围的高级专科医师考试，合格后获得由国家考试委员会颁发的高级专科医师执照。

新加坡：每阶段要递交报告

新加坡专科医师认定委员会总体负责专科医师培训系统的操作。国立大学医学院下属的毕业后医学教育处，参与专科医师的培训和评价以及医学专业人员的教育项目。该部门的主要目标，是促进新加坡的毕业后培训和教育、认定培训项目、提供通向专科医师资格的考试。新加坡医师的注册由医学委员会统一管理，一共分为5类，包括完全注册、条件注册、暂时注册、临时注册和专科医师注册，适用于不同的人群。其中暂时注册适用于认可教学医院里作为住院医师接受培训的医学毕业生。住院医师的监控者要求每一阶段结束的时候，向新加坡国立大学医学院的住院医师培训办公室递交报告。专科医师注册适用于希望成为专科医师的医生，并且其专业属于目前35个认可的专业之内，要求必须满足专科医师认定委员会的要求，并且获得了专科医师资格证书。

古巴：医学生毕业先到基层

古巴的医学院校学制6年，也有培养相关医学类专业的4年制教育。医学毕业生参加全国统一考试，通过者即有行医资格。

医学毕业生必须到基层医疗卫生单位工作3年，接受全科医学训练。若想成为其他专业的专科医师，还需接受3～4年的培训（眼科、妇产科医师需接受3年培训，神经外科医师需接受4年培训）。

德国：严格实行淘汰制

德国医学院的学制为6年，医学生毕业考试合格后进入医院成为注册前住院医师，在上级医师监控下工作，没有处方权。一年半后经上级医师评判，合格后注册，然后在具有培养专科医师资格的医院里进行5～8年的培训。根据地方医师协会制订的标准,由医师协会指定的教授主持考试,合格后成为可以独立工作的专科医师。

所有在校学生除参加本校的考试以外,还必须参加 3 个阶段的国家医师资格统一考试,严格实行淘汰制。根据教育目标的要求完成培养计划,并通过了 3 个阶段国家医师考试的学生,毕业时授予医学硕士学位。此时,毕业生即获得医师称号。

根据德国的专科医师资格认证条例,只有取得专科医师资格证书以后,才有资格申请相当于我国主治医师的职位。专科培训课程由地区同一专业领域医师组成的医师学会或职业团体制订,并同时负责期终考核和专科医师资格授予。

法国:两次放弃即无缘行医

医学生通过 6 年学习后,方能参加每年 5 月初国家组织的医学专业统一考试。统考成绩排序后,医学生集中到巴黎选择下一阶段学习的岗位,每人可以选择 20 个平行志愿(类似于我国的高考志愿填报),由专门的软件进行统计,决定选择的结果。学生不满意可以放弃,但学生第二次仍然选择放弃,就只能从事与医学相关的科学研究,不会再有从事医生这一职业的机会。在完成岗位选择后,医学生将进行 3 ~5 年(以全科为代表的非手术科室岗位一般为 3 年,手术科室岗位需 4 ~5 年)的住院医师培训(法国称为实习医生)。培训结束后,通过结业考试和论文答辩者获得毕业证,同时授予博士学位,取得医师执业资格。

俄罗斯:毕业后教育时间短

俄罗斯的医学生接受完整的普通高等医学教育,通过毕业考试者获得医学院校毕业证书和普通医师资格证书,有处方权和行医资格。毕业后医学教育时间相对较短,完成两年的毕业后培训,合格后就可以成为专科医师。

(参考《健康报》及中国医师协会陆君副会长有关文章、资料。)

98. 国内住培工作有哪些行之有效的工作经验?

自 2015 年起,国家卫生计生委评选表彰了一批住培基地医院,称之为住培示范基地。其中北京协和医院的总住院医师制度,四川大学华西医院的床边教学等经验,可供其他基地医院工作参照。除此之外，上海、浙江、江苏也都积累了一些新经验。比如温州医科大学第二附属医院儿科专业住院医师规范化培训工作中，探索出的“分层渐进、螺旋上升、顶岗负责、强化督导”的住培儿科住院医师规范化培训模式。针对国内大多数住培基地现行的3个月1轮、轮转十几个科室的住培方式的不足之处，自2013年以来，该院儿科团队借鉴美国成熟的儿科住院医师规范化培训经验，结合中国国情和国家颁发的有关培训标准，制定推行新的培训轮转方案。轮转安排以年为单位，分为三个层次，按专业学科、内在知识体系、逻辑顺序和学习者认知能力的发展顺序，为不同年级的学员设计不同的培训内容和目标；力图在培训科室的安排上实现一定的重复，并逐渐提高要求，从而达到住培生综合能力的螺旋式上升；把不同年限的学员分层推向第一线，以培养岗位胜任力为目标，赋予住培生相应的临床治疗任务和责任，实现“顶岗负责”；同时，医院推行总住院医师、医疗组长负责制等强化督导制度，防范医疗安全隐患。目前，该基地以新住培方案培养出来的首批儿科医师已经走向全国各地的工作岗位，他们均已熟练掌握了专业理论知识和临床技能，医患沟通技巧明显提升，临床教学和科研能力进步明显，能够自觉遵守合法行医和伦理道德规范，展现了医师职业精神素养，已成长为符合基层医疗机构需要、具备独立行医能力的医师，受到了用人单位的一致好评。学校附属医院的其他专业基地也纷纷根据儿科专业基地所取得的经验开展改革，取得了良好成效。

99. 如何做好住培宣传工作？

舆论宣传工作至关重要，它不仅能够影响理念，而且能够凝聚共识，纠正偏见，为住培工作营造良好的社会氛围。各地要高度重视住培宣传工作，积极宣传住培工作中的正能量、成效，及时、全面将住培工作中涌现出的成功做法、感人事迹，通过多种媒体，全方位、立体式宣传出去。各地各部门要进一步强化住培宣传意识，把舆论宣传置于住培工作中更加突出位置。学习和掌握新时期宣传工作特点和方法，更加注重信息传播的双向流动性、平等性和互动性。各地各培训基地，要敢于发声、善于发声，呼吁社会各界共同关注、推进住培工作。前不久，中国医师协会评选表彰了全国十佳住院医师，十佳管理人员，百名住院医师心中好老师，对于这些在住培工作中涌现出来的先进典型，各地要加大宣传力度，传播住培正能量，弘扬行业新风。同时，我们也要认真做好住培负面信息的应对工作，尽可能地将“媒体负面报道”的影响降至最低，对所暴露问题及时研究制订切实可行的改进策略，达到宣传与业务工作的相互促进。

100. 住培事业在国内的发展前景怎样？

坚定信心！不忘初心！保持恒心！住培事业在国内发展预计要经过三个阶段：

(1)政策要求阶段　这一阶段的特点是住培工作多为被动，尚未真正理解制度内涵，基地医院院长会经常说“要是不当培训基地，我们新进人员就得到别家培训，那怎么行！”这一阶段，大都把住培当成了一份作业、一种便利。

(2)理念接受阶段　干了一段时间后，发现其实住培是一项挺不错的制度，对住院医师有利，对医院发展有利，对带教老师有利……尝到了住培教学带来的甜头，于是一些带教老师，一些专业科室开始喜欢和热爱这份工作，自然会有越来越多的基地医院和非基地医院认真对待，并全力以赴做好住培各项工作。

（3）形成自觉阶段　将住培工作融入医院日常工作，变成了自觉，大家都在做住培教学！这时，我们才真正把住培做成了一项事业！这时，中国特色的住培制度才真正走向了成熟。我们期待着这一天的早日到来！

结束语

《住院医师规范化培训 100 问》这本小册子，在各住培基地的共同努力下，已编撰完成。但我们深知随着住培事业的快速推进，在实际工作中，问题和矛盾也一定会越来越多。然而历史正是在不断解决问题、化解矛盾的过程中向前发展！这本小册子虽有百问，但实际工作不限于百问，我们相信随着问题的增多，住培事业定会向更广更深方面发展！当我们问到第一千问时，甚至是十万个为什么时，大批量合格的住院医师、卓越的医学专家必将会从我们今天的付出中走向临床、服务百姓！

（注：本书在编写过程中得到了各基地医院的大力支持，得到了国家卫生计生委科教司、中国医师协会毕教部、北京市卫生计生委科教处、重庆市卫生计生委科教处、河南省医学会等单位同仁们的大力支持，在此一并致谢！）